KB233525

세계 최고의 의사

당신 몸 안에 있다

-영양면역학-
NUTRITIONAL IMMUNOLOGY

세계 최고의 의사 당신 몸 안에 있다

자우 페이 첸 박사 지음 | 정가진 박사 옮김

펴낸이 | 서 웅 찬
펴낸곳 | 도서출판 꿈과의지
보 정 | 최 기 옥
초판 1쇄 발행 | 2003년 3월 3일
　 3쇄 발행 | 2015년 9월 9일
등록번호 | 제21-117(1989. 10. 13)

137-879 서울특별시 서초구 서초1동 1628-14
Tel | 588-6441

＊ 잘못된 책은 구입하신 곳에서 바꾸어 드립니다.

ISBN 89-8301-061-4　03510

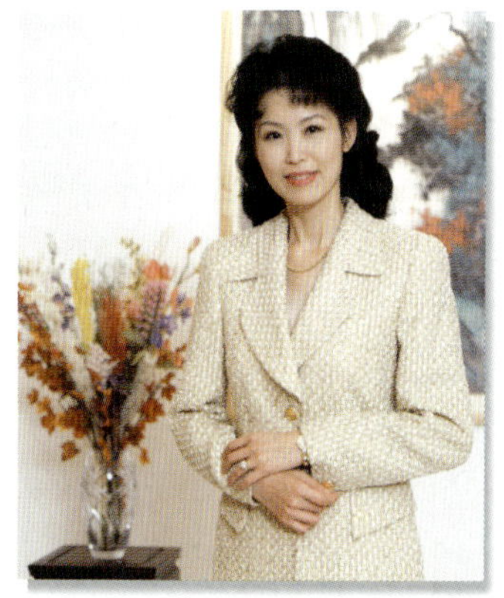

자우페이 첸 박사의 화려한 학구적인 경력은 소속 고등학교 졸업생 중의 최연소 나이인 15세에 졸업식에서 고별사를 읽는 (미국에서는 보통 최우등생이 이 역할을 맡는다) 영예를 얻는 시기부터 시작된다. 그 후 첸 박사는 19세에 유타주 Provo에 위치한 브리검 영 대학의 최연소 졸업생이 되었다. 그녀는 대학에서 미생물학을 전공했으며 부전공으로는 화학을 전공했다. 계속하여 그녀는 1983년 대학원에서 미생물학 분야에서 이학석사을 취득했으며 부전공으로는 생화학을 공부했는데 이 모두는 그녀가 가장 흥미 있어 하는 면역학에 관한 분야였다.

첸 박사는 계속하여 면역학에 대한 연구를 하여 1988년에 브리검 영 대학에서 박사학위를 취득했다. 또한 첸 박사는 5년 동안 그 대학에서 수준 높은 면역학을 가르치며 연구를 계속해왔다.

그 후 수년 동안 첸 박사는 미국에서 중국계 과학자, 본초학자들과 함께 공동 연구하면서 그녀의 연구를 더욱 발전시켰다. 또한 그녀는 중요한 여러 논문을 발표했으며 워싱턴의 국립면역학연합회, 대만의 대만의과대학, 타이난의과대학, 타이창의과대학, 서울의 한국약사협회, 말레이시아의 말레이시아의과대학, 싱가포르의 싱가포르의과대학 등 국제적으로 수많은 과학기구 단체와 의과대학에서 초청연사로 많은 강의도 하였다. 그녀는 또한 지금까지 미국 유수의 대학으로부터 강연에 초청을 받고 있다.

첸 박사는 1992년 명성 있는 두 개의 상을 받았다. 그 하나는 대만 정부로부터 받은 해외 우수 청년상이다. 이 상은 매년 과학, 예술, 인류에 큰 공헌을 지도력 있는 젊은 중국계에게 주어지는 두드러진 상이다.

그녀는 또한 전통의학과 대체의학 분야에서 큰 공헌을 하여 국제 전통의학 아카데미가 수여하는 마틴 드 라 크루츠(Martin De La Cruz)상을 받았다. 첸 박사는 1992년 11월 11일 텍사스대학에서 열린 제6차 전통의학 및 민간의학 국제회의에서 이 상을 수여받았다. 은으로 만든 메달이 첸 박사에게 주어졌는데 이 메달은 멕시코계 1세대로 알려진 의사인 마르뗑 들라크뤼를 기념하기 위해 만들어진 것이다.

1993년 12월 첸 박사는 대만 정부로부터 올해의 기업가상을 받았다. 대만 의회 집행부에서 관심을 갖고 있는 사람 가운데 유일한 여성인 첸 박사는 이 상의 수여 조건 자격에서 최고의 점수를 받았다.

1995년 3월 첸 박사는 세계 보도 기구에서 주관하는 미국을 움직이는 중국계 100인에 선정되었다. 여기에 선정되어 그녀는 "최후의 승리자들(The Ultimate Winners)"이라는 책에 특집으로 소개되었다.

첸 박사는 1997년 1월에 또다시 미국 10대 우수 청년상이라는 명성 있는 상을 받았는데, 이 상은 미국상공회의소에서 주관하여 매년 뛰어난 젊은 미국인 10명을 선정하여 이들에게 주는 상이다. 첸 박사는 이들 중의 한 사람으로 선정되어 워싱턴의 한 집회에서 이 영예의 상을 받았는데 당시 미국 TV가 이 수상연회를 보도하며 그녀의 업적과 연구에 대해 하이라이트로 방영하였다. 같은 해 대만의 인기 있는 잡지인 'Sinorama'에 크게 소개되기도 하였다(1997. 1).

최근 첸 박사는 중국왕조상(China Dynasty Award)의 수상자로 선정되었는데, 이 상은 대만계의 모든 사람에게 적용이 되며 대만 정부에서 수여하는 가장 영예로운 상이다. 이 상의 수상자가 될 기본 요건 가운데 하나는 주어진 분야에서 최고의 공헌을 하여야 하며 국제적으로 인정을 받아야 한다는 것이다. 첸 박사는 영양면역학에 관한 헌신적인 연구로 인하여 단연히 여러 후보들을 제치고 이 상을 받았다.

두 딸과 아들 하나를 가진 훌륭한 어머니이기도 한 첸 박사는 최근 국제적 회사인 E. Excel International 회사의 회장으로 일하고 있다. 이 회사는 영양면역학을 기초로 하여 농축 가공 식용 식물의 제조와 연구를 전문으로 한다.

첸 박사는 평생을 영양면역학 연구에 헌신하였다. 그녀는 전 세계인들이 쉽게 구할 수 있는 가장 뛰어난 허브 식품을 만들기 위해 동양의 한의학과 서양 의학을 접목시켰다. 그녀는 전 세계인이 적절한 영양섭취를 하여 건강하기를 바라는 마음으로 E. Excel International 회사를 설립했다.

첸 박사는 영양과 건강에 대한 헌신으로 지금도 계속하여 영양면역학에 관한 메시지를 부탁받고 전해주고 있다. 그녀는 피곤도 모른 채 현재와 미래 세대의 모든 인류의 건강을 위하여 지금도 연구에 몰두하고 있다.

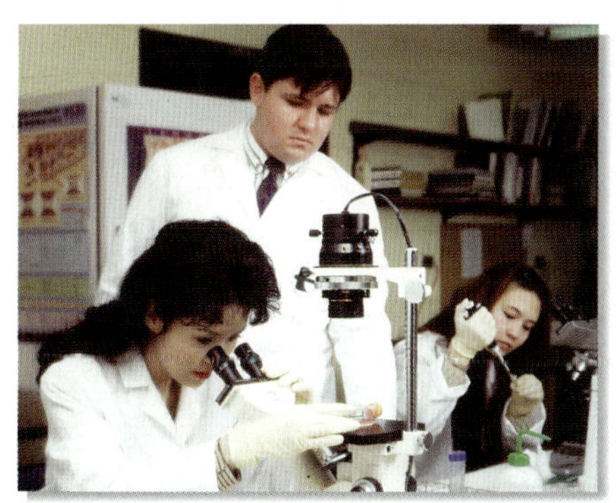

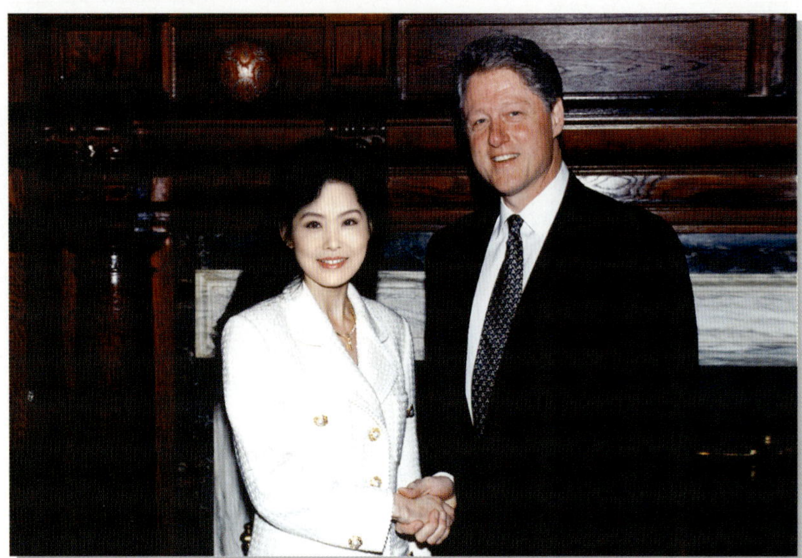

첸 박사는 미대통령과의 백악관 만찬, 중국계 TV 출연 그리고 선도적인 여러 교육기관에서의 연구조사 등 많은 영예를 얻었다.

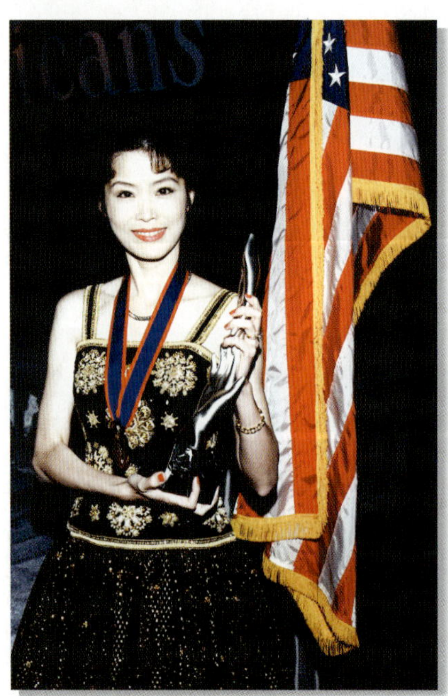

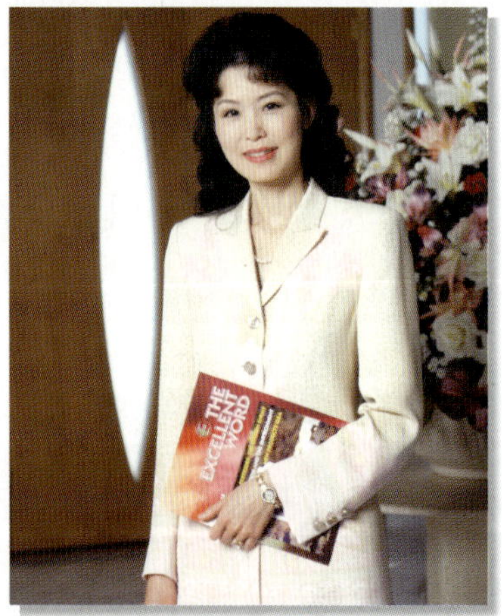

첸 박사는 5년 동안 수준 높은 면역학 강좌를 개최하였으며 1997년 미국 상공회의소가 선정하는 뛰어난 젊은 미국인 10인 중의 한 사람으로 선정되었다. 은수(銀手: The Silver Hands) 트로피는 사회와 과학의 발전 그리고 자발적인 사회봉사에 대한 그녀의 공헌을 대변해 주고 있다.

세계 최고의 의사 당신 몸 안에 있다

오늘날 각종 신문방송은 새로 발생한 치명적인 질병, 돌연변이 바이러스, 증가하는 암 환사 비율, 심장질환 등 우리의 건깅을 위협하는 많은 위험에 대해 끊임없이 보도하고 있다. 나는 연구자로서 이러한 보도들이 모두 사실이라는 것을 너무도 잘 알고 있다. 이러한 질병들은 지극히 현실적이고 지구상에서 우리가 어디에 살든지 우리 모두에게 영향을 끼치고 있다. 비록 나는 인류를 괴롭히고 있는 건강문제에 대해 모든 해결책을 다 가지고 있다고 말할 수는 없지만, 이 퀴즈 같은 문제에 많은 답을 얻고자 평생 헌신해 왔다. 나는 인류의 육체적 질병에 대하여 전부는 아니라 하더라도 많은 해결책이 면역계의 미스테리를 해결하는데 달려있다고 믿기 때문에 수년 동안 면역계에 대해 실험실에서 연구해왔다.

나는 질병과 싸울 가장 강력한 무기-궁극적으로는 아마 유일한 무기-는 인간의 면역계라고 강하게 믿고 있다. 적절한 영양을 공급받은 면역계만이 여러 질병과 맞서 싸울 수 있다. 따라서 영양면역학은 치료보다는 예방에 촛점을 맞춘 학문이라고 말할 수 있다. 처방과 치료보다는 인체의 저항력과 영양상태가 우위에 있음은 자명하다. 그러나 여기서 하나 분명히 하고 싶은 것은 현대의학이 결함투성이어서 희망이 없다고 말하는 것은 결코 아니다. 오히려 의학은 현재와 미래에서 인류건강에 지극히 중요한 역할을 하고 있다. 그러나 강력한 힘을 가진 면역계는 인류가 이제야 막 인식하기 시작한 새로운 질병에 대해 매우 큰 효과적인 무기역할을 한다. 최근 수년 동안 실시된 연구결과는 적절한 영양유지가 인간의 면역력을 강화시키는데 얼마나 필수적인 역할을 하는가를 명백히 증명해 주고 있다.

내가 영양면역학 초판을 내놓은 이래 많은 변화가 일어났다. 흥분을 불러일으킬만한 연구가 이루어졌고, 건강을 위협하는 더 위험한 새로운 질병들이 속속 나타나고 있으며, 영양에 대한 새로운 정보가 나오게 되었다. 영양면역학 제3판인 이 책에서, 나는 그들 자신과 사랑하는 이들을 위해 삶의 질을 높이는데 흥미를 가지고 있는 여러 동료들과 함께 한 연구와 실험에서 얻은 지식을 전달해주고자 했던 나의 변하지 않는 원래의 목표에 입각하여 이와 같이 면역학에 관한 새로운 연구 분야에 대해 다루어보고자 한다.

언젠가는 현재 우리가 겪고 있는 여러 질병들은 먼 훗날 우리 인류는 기억조차 하지 못할 것이다. 나의 유일한 소망이 있다면 그것은 나의 아이들, 그리고 전 세계의 우리의 아이들이 오래 건강하고 행복하게 살기를 바라는 것뿐이다.

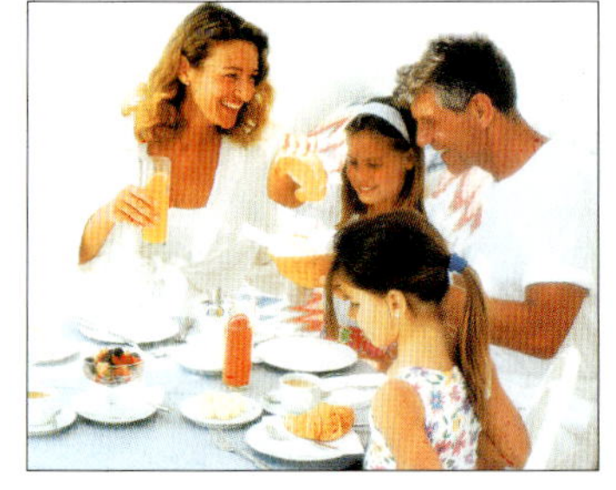

인생의 여정 속에서 우리는 항상 이상을 실현시키기 위해 부단하게 노력하고 있다. 하지만 우리들의 노력으로 성취한 재산, 지위, 행복 등을 어떻게 영원히 소유할 수 있는지 생각해 본 적이 있는가? **수많은 가정이 건강을 잃어 그로 인해 웃음과 행복이 사라진다면 당신은 어떻게 대처할 것인가?**

최근 통계자료에 의하면 사망의 주원인은 전염성 질병으로 인한 것에서 악성종양, 심장혈관 관련 질병 등 (소위 문명병)과 같은 비전염성질병으로 이미 바뀌어 왔다. **질병의 발생비율도 지속적으로 높아져서** 미국에서 나온 최신 통계에 따르면 **평균 세사람 중 한 명이 암에 걸려 사망하고, 두 사람 중 한 명이 고혈압으로 사망하고 있다는 것이다.**

WHO(세계보건구)에서 최근 발표한 의학보고서에 의하면 앞으로 10년 이내에 9천만명이 발병하고 3천만명의 인구가 신종 폐결핵에 의하여 사망할 것이라고 예상하고 있다. 더욱 놀라운 것은 돌연변이화된 폐결핵, 에볼라 바이러스, 한타 바이러스와 같은 많은 **전염성 질병이 더 한층 내성이 강화되어 우리를 위협한다는 점이다.** 심지어 AIDS 역시 단지 동성연애자만이 갖는 독점품이 아니라 몇 년 후에는 악수 또는 입맞춤으로도 전염이 가능하게 될 것이라고 전망하고 있다.

도대체 이와 같은 무서운 현상은 어떤 요인으로 일어나는가? 그것은 우리 인체의 면역체계 기능이 떨어지기 때문이다. 문명의 발달과 더불어 공기, 수질 등 오염된 환경은 우리의 건강을 심각하게 위협하고 있다. 또한 복잡다양해진 생활 패턴 속에서 스트레스는 과다해지고 있으며 패스트 푸드등의 과잉으로 영양분의 공급이 충분치 않으며 중금속, 농약, 항생제 및 방부제 등 인체에 좋지 않은 유해물질이 있어 우리의 면역체계의 기능을 저하시킨다.

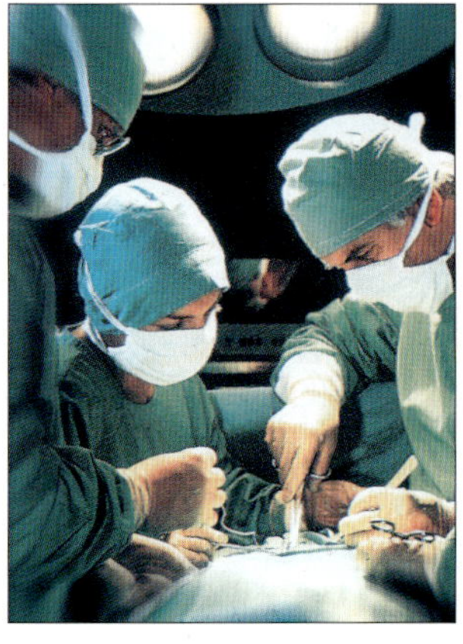

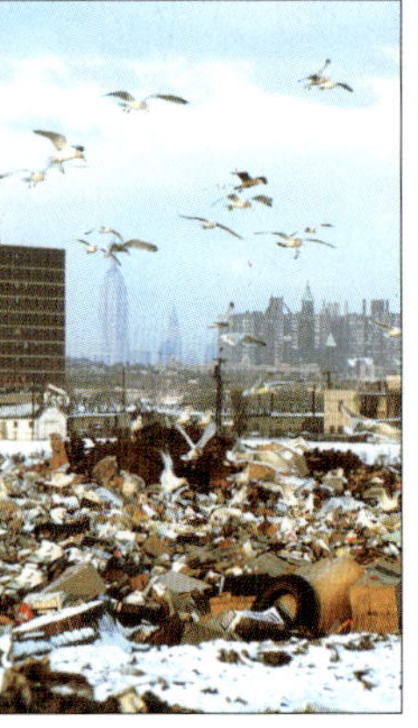

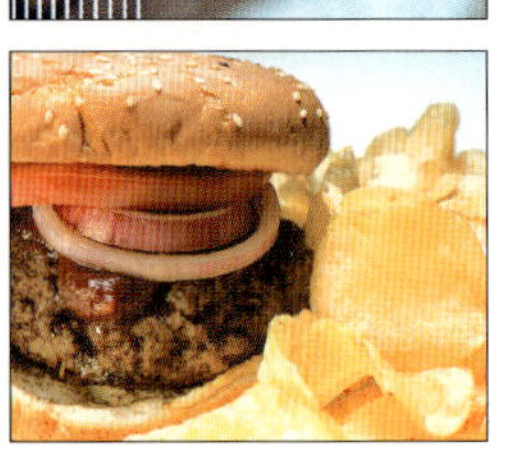

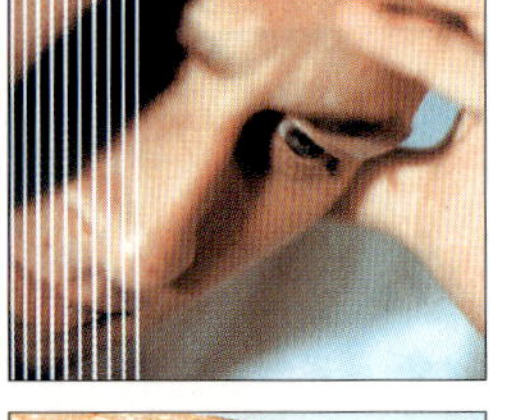

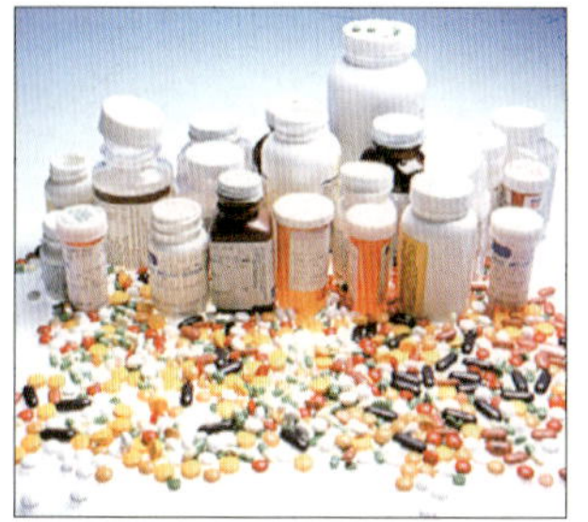

국내의 각 가정은 매월 평균 **6만원가량의 의료비를 지출**한다고 한다. 최근에 전 세계 500만 이상의 사람들이 암으로 사망하였고 새로운 암질환이란 진단을 받은 사람만도 900만명 이상에 달하고 있다. AIDS감염자와 HIV병균 보균자의 수는 끊임없이 증가하고 있을 뿐 아니라 **평균 15초마다 1명이 감염**되고 있는 실정이다. 왜 일까? 이러한 의문들을 밝혀내기 위해 현미경으로 신체기관을 살펴보고자 한다.

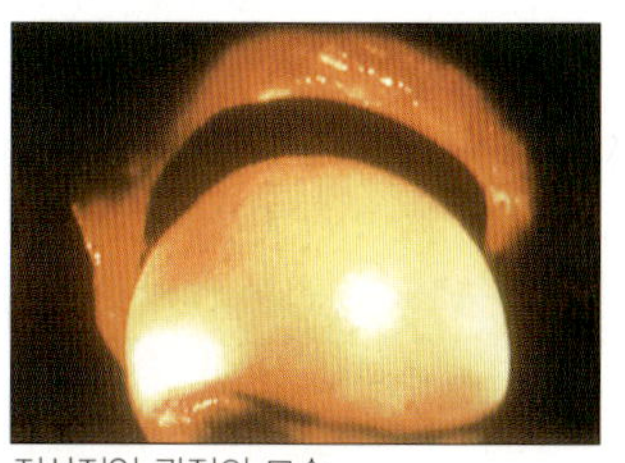

정상적인 관절의 모습

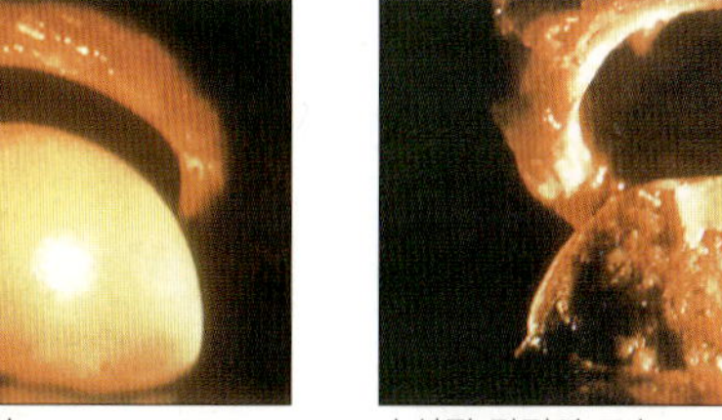

손상된 관절의 모습

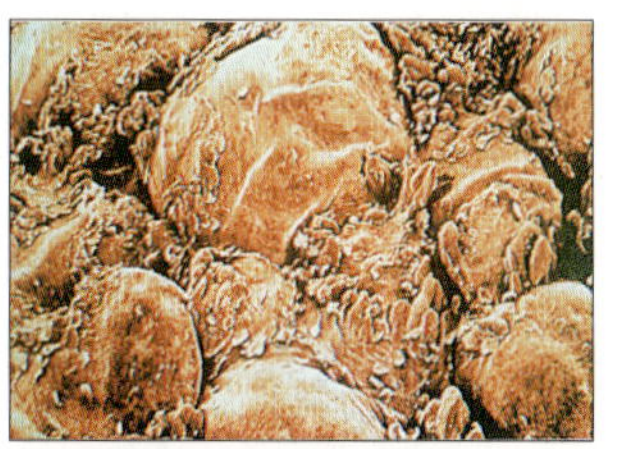

건강한 정상적인 혀

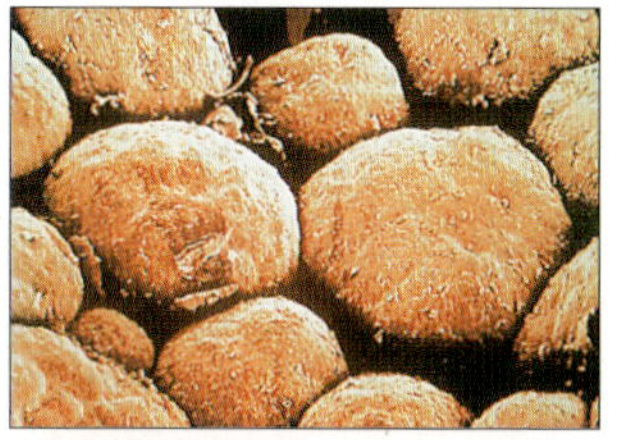

건강치 못한 혀의 모습

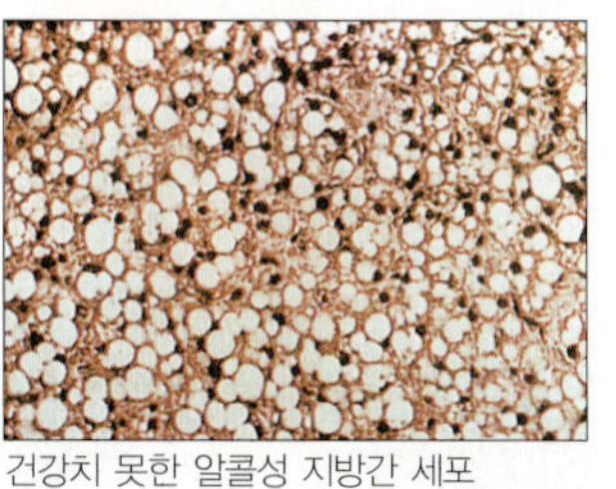

건강하고 정상적인 간 세포

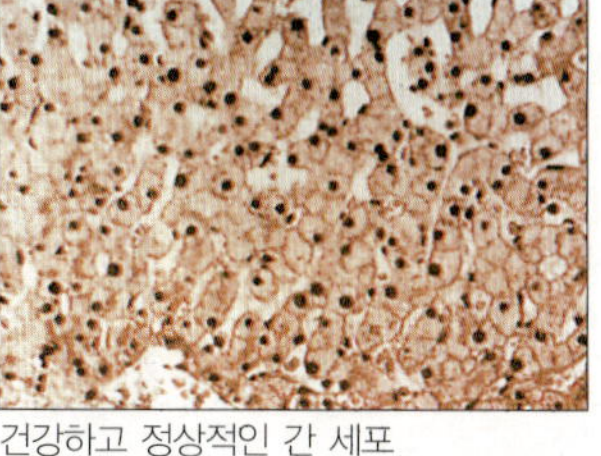

건강치 못한 알콜성 지방간 세포

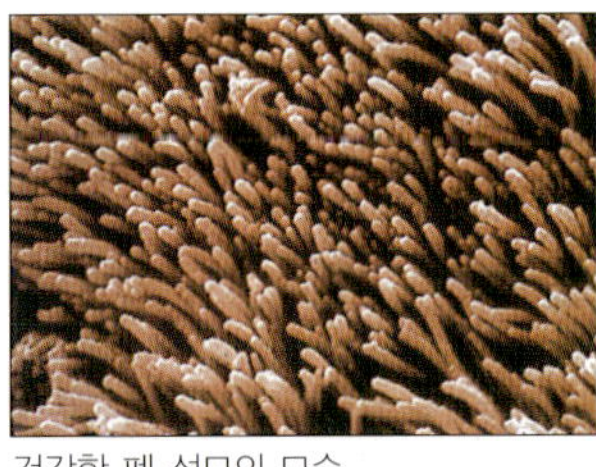

건강한 폐 섬모의 모습

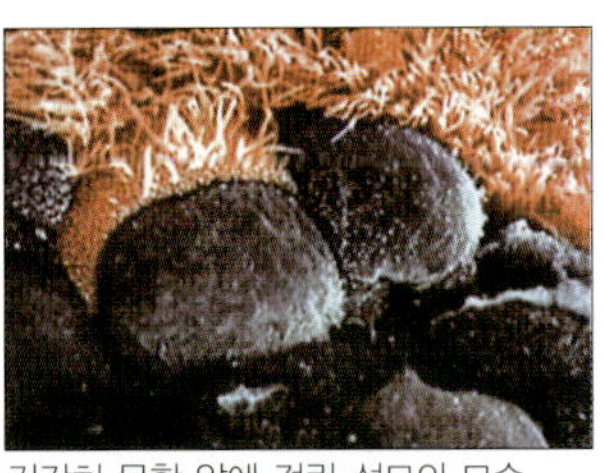

건강치 못한 암에 걸린 섬모의 모습

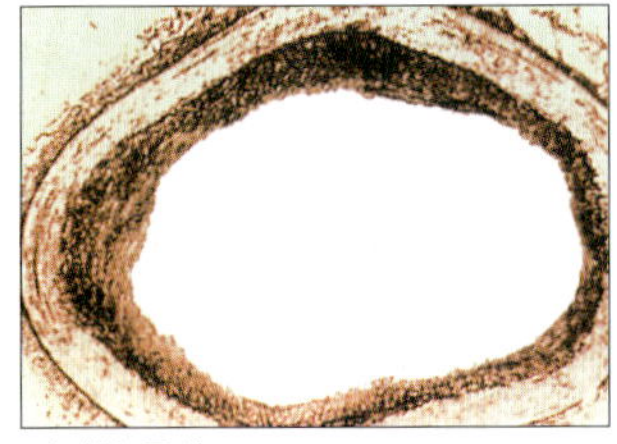

건강한 동맥

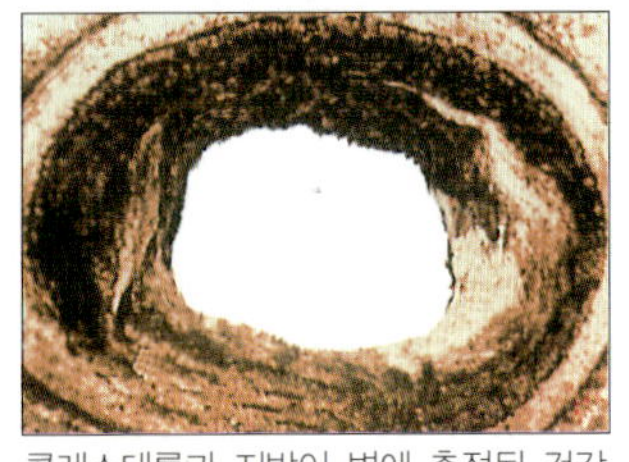

콜레스테롤과 지방이 벽에 축적된 건강
치 못한 동맥

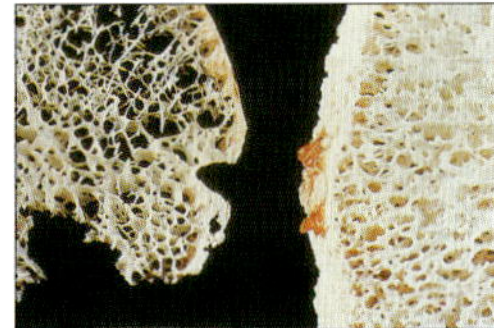

현대인은 보통 골다공증 질환에 걸리기 쉬우므로 많은 사람들이 칼슘을 보충해야 한다고 주장한다. 그러나 연구 보고서에서 밝히고 있는 것은 다량의 동물성 단백질을 섭취하는 것이 골다공증의 주요 원인이라는 것이다. 더욱이 미국에서 발생하고 있는 수백만 가지 병은 잘못된 식생활에 의한 영양 불균형 및 면역체계 저하에 의한 것이지 칼슘의 부족으로 인한 것이 아니다.

이상에서 우리는 질병을 치료하기 위해 각종 약물을 이용하는 것이 습관이 되었음을 알 수 있다. 그러나 약물은 사실상 고통을 완화시켜 증상을 억제하는 것에 불과한 것이지 이로 인해 우리의 세포, 기관, 신체가 건강을 얻을 수 있다는 것은 아니다.

오늘날 의학계가 이미 증명해 온 바로는 99%의 질병들 거의 모두가 면역체계가 균형을 잃게 된 것과 관계가 있으며, 세계에서 가장 훌륭한 의사란 바로 자신의 면역체계인 것이다. 통계에 따르면 HIV감염자 중 5%는 10년간 어떠한 병도 발생하지 않은 채로 그대로 있기도 하고, 어떤 사람은 암으로 인해 몇 개월 못 살 것이라는 의사의 선언을 들은 이후에도 오히려 수 년동안 살고 있는 경우도 발견되고 있다.

의학계의 조사에 따르면 이 사람들은 다른 사람들보다 더욱 강한 신체 저항능력을 지녔기 때문이라는 것이다. 질병은 먼저 인체에 있는 병에 대한 저항기능을 파괴시키는 공통점을 지니고 있는데, 이 저항기능이 곧 면역체계인 것이다.

면역체계란 대체 무엇인가?

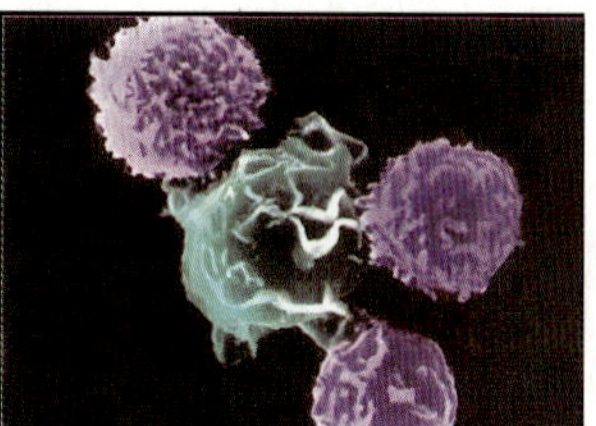

면역체계는 신체를 지키는 군대라 할 수 있다. 일단 질병이 침투하면 침입물에 대한 저항력이 더욱 강해져 우리의 신체를 보호할 수 있게 된다. 신체의 각 부분 모두 면역세포를 지니고 있다. 그 중 가장 중요한 기관은 **흉선**과 **골수**라 할 수 있다. **흉선**에서는 면역세포로 하여금 어떻게 외부 침입자에 저항하고 방어하는가를 훈련시키며, **골수**는 면역세포를 만들어 내는 곳이다. 그밖의 임파조직으로는 우리의 임파선을 포함하여 편도선 및 맹장 등이 속한다.

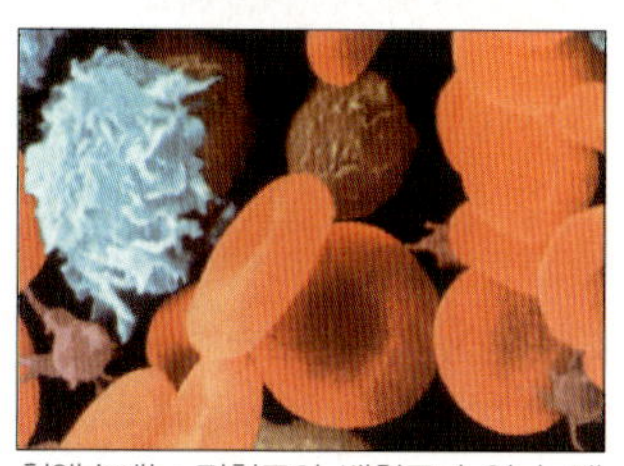

혈액속에는 적혈구와 백혈구가 있다. 백혈구가 면역세포이다.

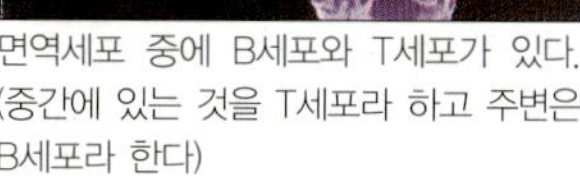

면역세포 중에 B세포와 T세포가 있다. (중간에 있는 것을 T세포라 하고 주변은 B세포라 한다)

면역체계 3대 기능 – 방어력, 정화력, 재생력

1. 방어력

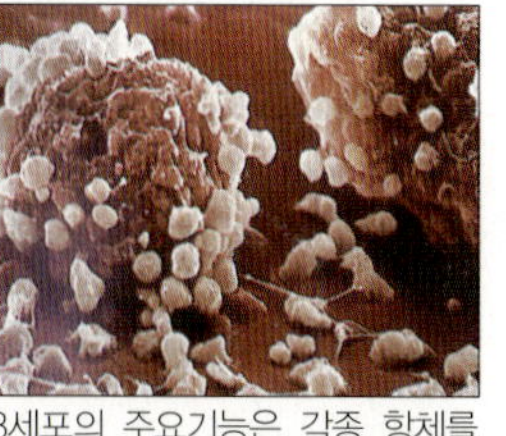

이것은 피부 위에 있는 세균으로 우리는 매일 시시각각 수많은 세균의 침입을 당하고 있다.

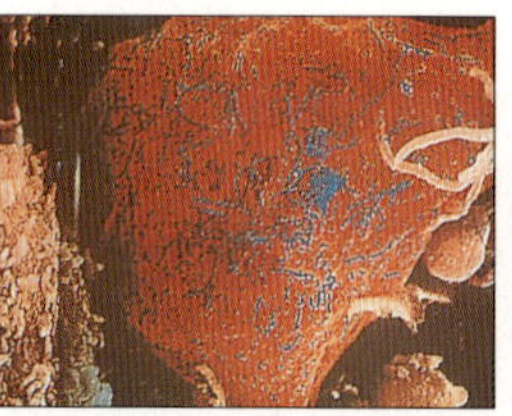

청색점의 바이러스는 인체의 세포에서 기생, 번식, 침입하여 세포를 파괴한다.

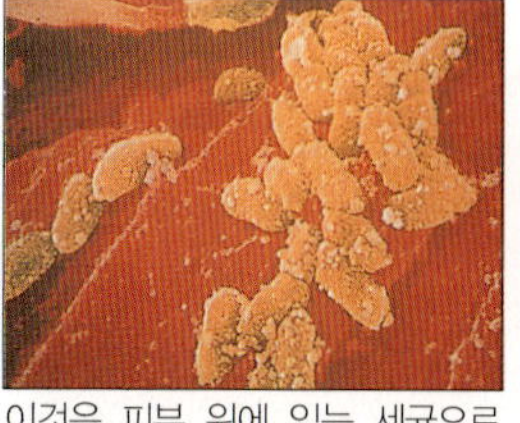

B세포의 주요기능은 각종 항체를 만들어 내는 것이다.

2. 정화력

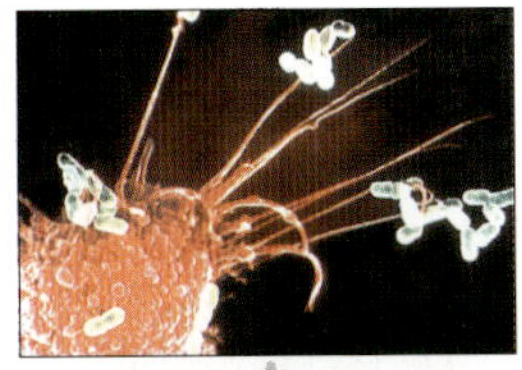

18,000배의 전자 현미경으로 확대한 것으로 대식세포가 인체에 침입한 세균을 잡아 먹고 있다. (폐의 대식세포인데 이를 「쓰레기 청소부」라고도 한다)

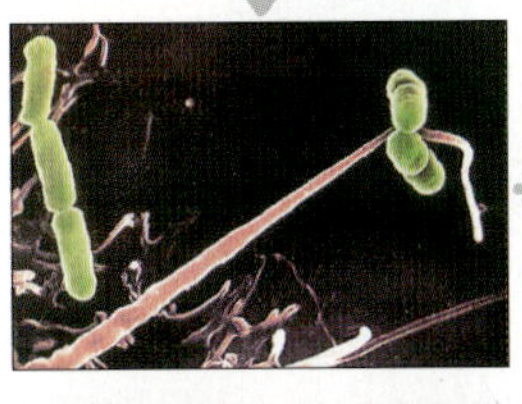 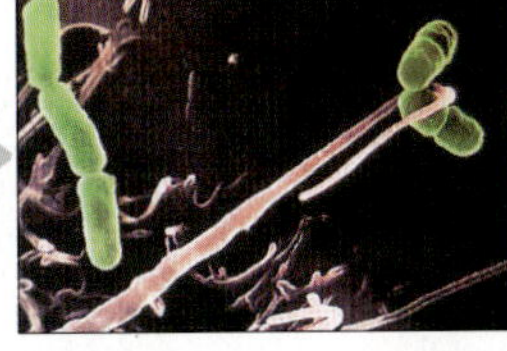 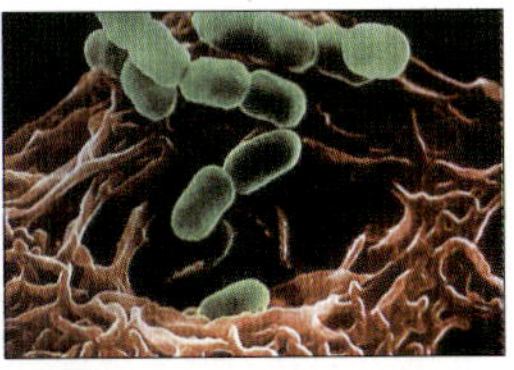

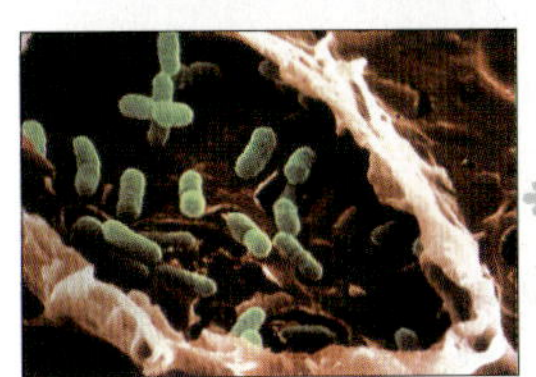 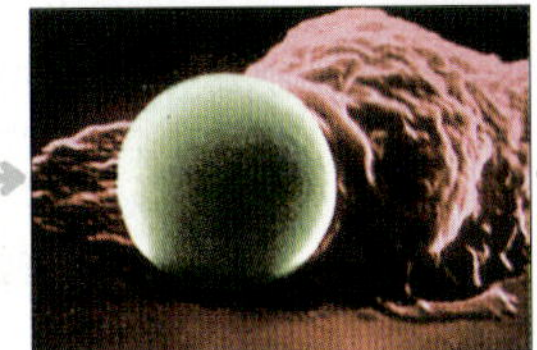 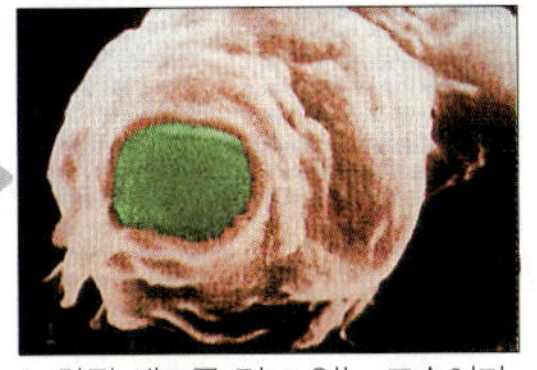

혈관내 폐기물의 청소를 책임지고 있는 대식세포이다.

노화된 세포를 먹고 있는 모습이다.

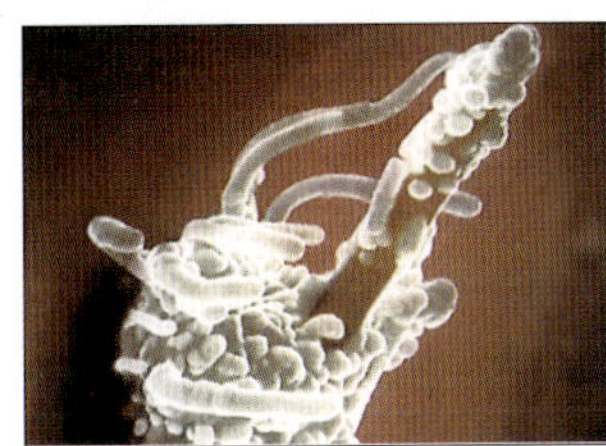 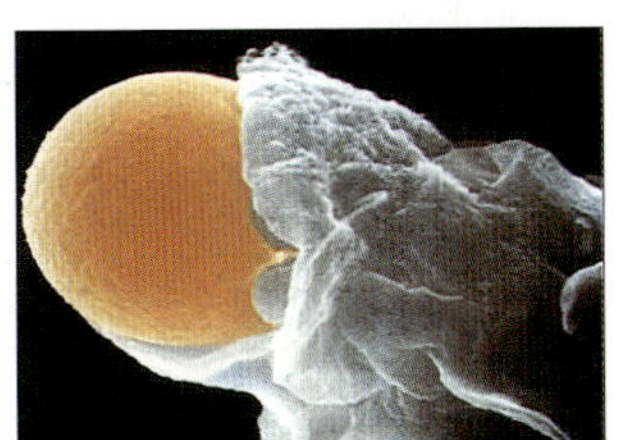

대식세포가 섬유질을 삼키고 있다.

대식세포가 노화된 적혈구를 삼키고 있다.

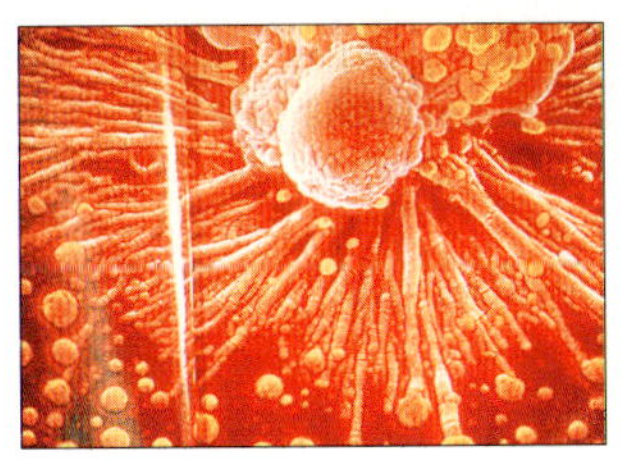

이 면역세포는 지방을 분해하여 삼키고 있다. 이것으로 면역세포는 지방의 대사를 효율적이게 해준다.

3. 재생력

면역체계는 훼손된 기관을 재생하여 건강을 회복시켜 줄 수 있다. 면역체계 중 다른 하나의 독특한 세포는 NK세포(자연살해세포)로 백색의 작은 공모양을 말하는데, 암세포에 붙어있다.

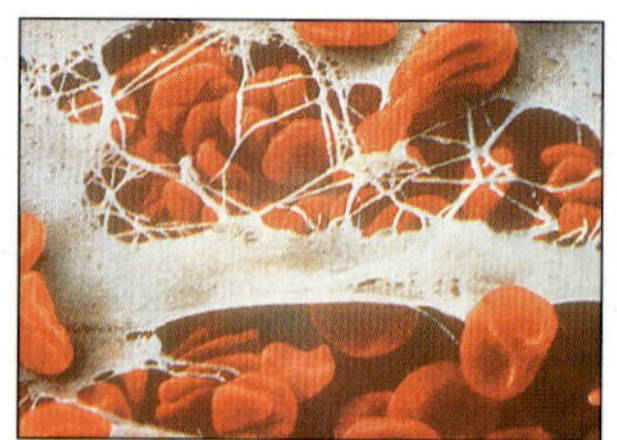

면역세포가 스스로 재생하고 있다.

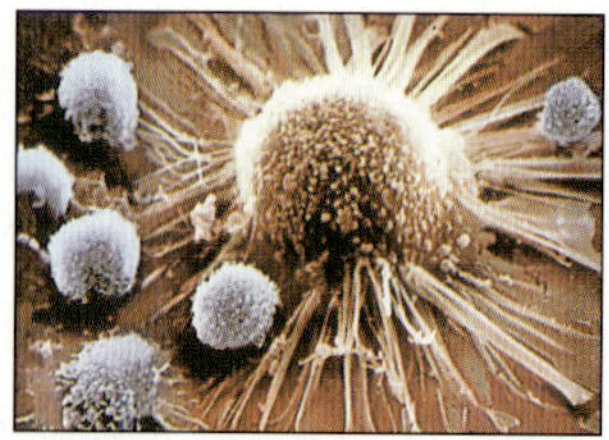

암세포를 공격하기 위해 모여드는 자연 살해세포이다.

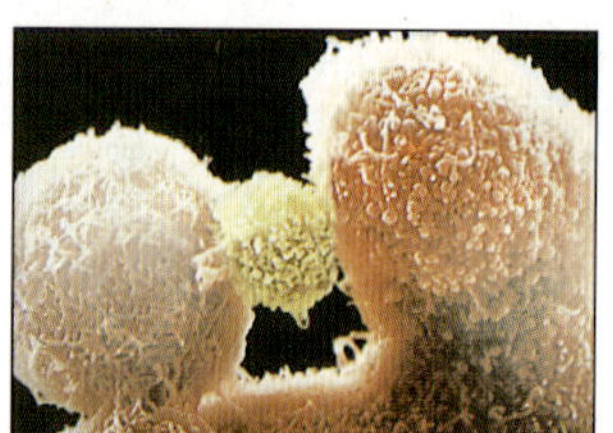

자연살해세포가 암세포를 만난 모습 (일 명 죽음의 키스)이다.

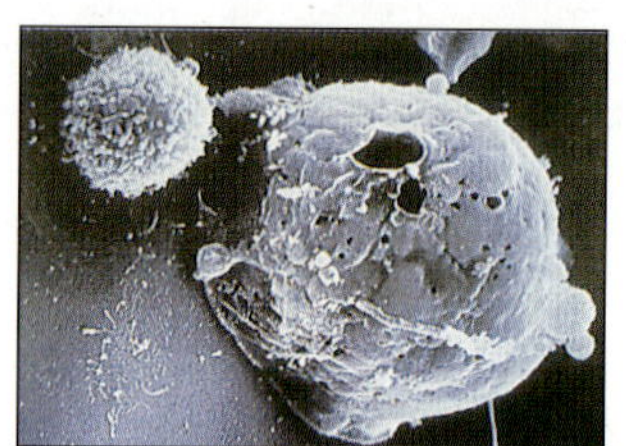

자연살해세포가 암세포에 구멍을 뚫고 있다.

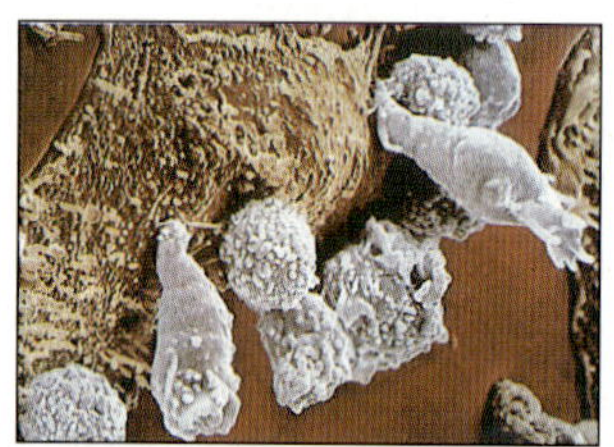

자연살해세포가 모양을 바꾸면서 암세 포를 공격하고 있다.

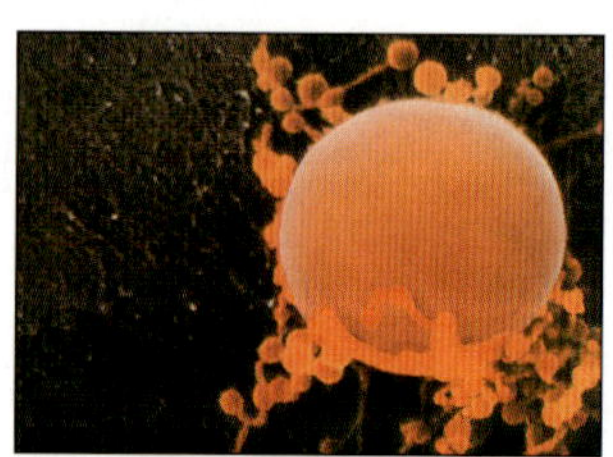

암세포가 공격을 받은후 외층막이 점차 벗겨져 수 초 내에 파열하여 죽게 된다.

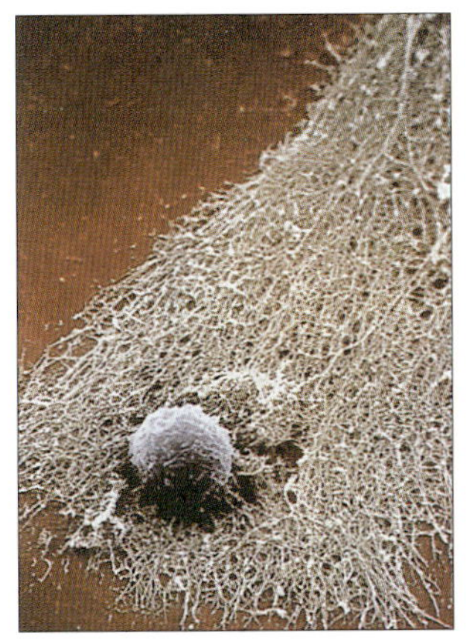

자연살해세포는 우리 몸에 존재하고 있는 면역세포인데, 독특한 식별작용이 있어서 암세포만을 죽이게 된다.

그러나 현대의학의 화학적인 약물치료법은 정상적인 세포까지도 함께 파괴하기도 한다. 이러한 기능은 어떠한 약물과도 비교할 수 없는 것이며, 더우기 어떠한 부작용도 없다.

그림을 통해 알수 있듯이 **NK세포는 어떤 종류의 암세포도 다 죽일 수 있는 능력**을 가지고 있다.

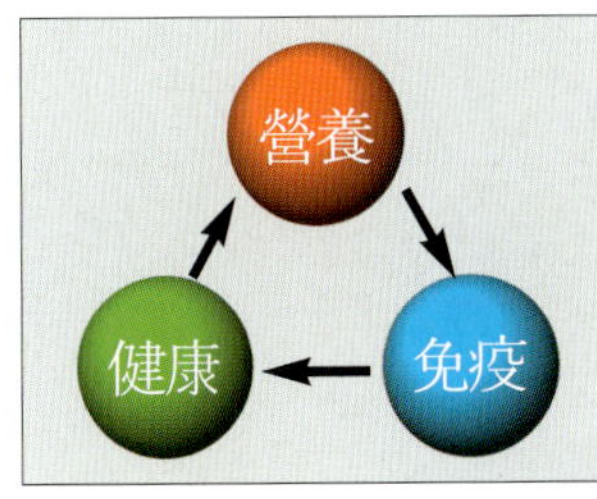

이상의 사진들을 보고 우리는 놀라움을 금할 수 없게 된다. **만약 어떻게 면역력을 높이는가를 알게 된다면 현재의 오염과 문명으로 인한 만성적 질병 및 뜻밖의 전염병을 근절시킬 수 있게 된다.**

그러면 어떻게 면역력을 높일 수 있는가? 과학자들은 익히 화학적 방법을 사용하여 면역체계를 자극하는 방법을 사용해 오기도 했는데 이러한 실험은 타인의 면역세포가 특정인 체내에 주입될 때 외래물질로 변하게 되어 더욱 무서운 암이 된다.

이러한 많은 연구를 통해 결국 면역체계의 기능을 높이는데는 4종류의 방법에 의지해야 한다는 것을 알아냈다. **적당량의 운동, 정상적인 일과 휴식, 안정된 정서 및 올바른 영양**이다. 앞의 세가지는 다른 사람의 힘을 빌리지 않을 수 있으나 올바른 영양은 그동안 동서양에서 부단히 연구해 온 바이다.

각 나라마다 식이요법에는 많은 사상과 비법이 존재해 오고 있는데, 비록 과학적 근거는 부족하나 효과가 있는 방법이다.

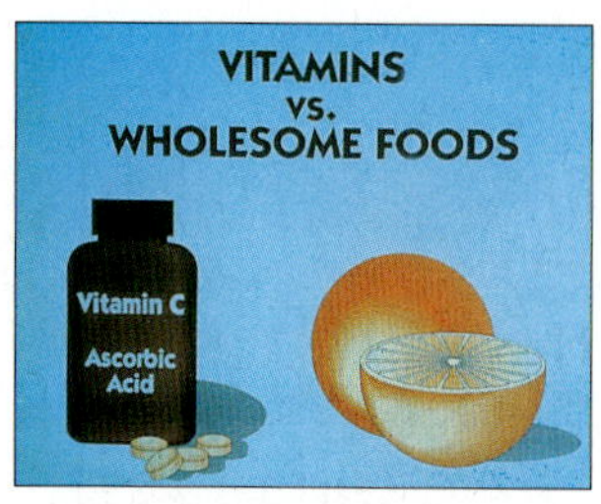

영양면역학의 의의와 사명은 과학적인 방법으로 연구 분석함으로써 면역체계의 기능을 강화하는 것이라 할 수 있다.

또한 자우 페이 첸 박사가 이끌고 있는 180명의 전문연구개발팀도 다음과 같이 말하고 있다. 「진정으로 면역세포를 강화하여 면역력을 높이고 부작용을 없애는 것은 균형잡힌 올바른 영양에 식물화학물질인 'PHYTOCHEMICALS'을 첨가하여 배양시켜 주는 것에 달려 있다」

이러한 이념으로 이루어진 영양면역학은 건강을 얻는 가장 훌륭한 방법이라고 할 수 있다.

오늘날 영양의 홍수 속에 왜 많은 사람들이 점점 더 질병에 시달리고 있는 것일까? 영양면역학은 그 해답을 제시하고 있다.

면역강화를 위한 '올바른 영양'의 정의

1. 반드시 식물영양이어야 한다.
원래 인간은 초식의 구조로 되어있어 동물성단백질 섭취시 소화, 분해할 능력이 약하며 또한 프로스텍 랜던이라는 호르몬이 발생하여 면역시스템을 저하시킨다. 동물 중 골격이 큰 특대 동물은 대부분 초식동물이다.

2. 건강한 식물영양이어야 한다.
무자극, 무독성으로 신경계를 자극하여 손상시키면 안된다.
㉐ 담배, 독버섯, 늙은영지, 마황(에페드린) 등

3. 완전한 식물영양이어야 한다.
오렌지 속의 비타민C는 3차원의 구조로 완전한 결합구조지만 화학적 추출은 1차원의 구조로 불완전하며 지속적 섭취시 부작용을 초래한다.
㉐ 기형아 출산, 과다한 철 흡수로 인한 심장병·암 유발 등

4. 다양한 식물영양을 섭취해야 한다.
신체에 필요한 영양을 공급받기 위해서는 15가지 이상의 다양한 종류의 식물을 25파운드 정도 섭취해야 한다.

5. 식물화학물질(Phytochemicals)이 많아야 한다.
다양한 식물화학물질이 많을수록 좋다. 식물화학물질(Phytochemicals)이란 자외선이나 처한 환경으로부터 자신의 생명을 지키기 위해 만들어 내는 물질로 동물의 면역체계와 같은 역할을 한다.

6. 세포의 손상된 DNA를 복구할 수 있는 영양이어야 한다.
외부환경에 의해 수많은 DNA가 손상되어 질병을 유발하므로 빠르게 복구할 수 있는 영양이어야 한다. (혜성분석법을 통과해야 한다)

차 례

1장 놀라운 면역계

인간의 면역계에는 많은 구성 성분이 들어있다. 주요 성분으로는 피부, 점막, 골수, 림프계, 흉선 등이다. 이 기관들은 외부 침입자로부터 인체를 보호하기 위하여 가동되는 그물과 같은 방어체계를 형성하고 있다.

질병과 병균에 대한 인체의 1차 방어는 피부조직과 호흡기관의 점액조직에 의하여 이루어지는데 이들은 여러 가지 해로운 이물질이 인체에 들어오기 전에 미리 막아주는 역할을 한다. 이들 방어체계는 몸속의 여러 계들 사이에서 마치 성벽처럼 민감한 균형상태를 보호하는 역할을 한다. 두 번째 방어체계는 인체의 몸속에서 현미경적인 수준에서 작동하게 되는데, 면역계의 구성 요소들은 끊임없이 침입자를 찾아내고 이들을 파괴해 버린다. 세 번째 방어 장치는 림프계인데 이는 몸속을 순환하면서 혈액과 림프를 정화하고 해로운 물질이나 침입자들이 증식하기 전에 제거하여 버린다.

*계: 우리 몸을 구성하고 있는 세포들은 독립적인 기능을 가지고는 있으나, 이들이 모여 하나의 기능을 나타낼 수 있다. 이러한 기초적인 기능을 나타내는 세포의 모임을 조직(tissue)이라고 하며 결합조직, 근육조직 등과 같은 것을 말한다. 그리고 이들 조직이 모여 하나의 독립적인 생명현상을 나타낼 때, 우리는 이들을 기관이라고 한다. 즉, 흔히들 말하는 오장육부와 같은 것들이다. 그리고 몇 개의 기관들이 모여 독자적인 기능, 다시 말하여 소화작용, 운동, 신경망과 같이 연관된 하나의 기능을 맡아보는 기관의 모임을 계라고 부른다. 우리 몸에는 소화계, 신경계, 운동계, 순환계 등 12계가 존재하며, 학자에 따라 근육골격계를 나누기도 하여 13계를 주장하는 사람도 있다.
("제3장 인체의 계" 참조)

세계 최고의 의사 당신 몸 안에 있다

우리의 인체에는 날마다 낯선 이물질이 침입하여 들어온다. 미세먼지, 오염된 공기, 재채기나 타인과의 악수로부터 묻어오는 세균 등 이들 모두는 당신의 건강에 영향을 끼칠 수 있다. 더 심각한 위협도 종종 발생할 수 있다. 즉 암세포가 생겨난다든지, 병균으로 인해 관절염이 생긴다든지, 콜레스테롤로 인해 동맥의 흐름이 지장을 받을 수 있다. 이러한 일들이 벌어질 때 이런 병균 세포의 확산과 파괴성을 막아 내는 것은 과연 무엇일까?

인체는 우리가 어떤 증상을 느끼기 이전부터 외부로부터 침입하는 모든 병균과 맞서 싸운다. 면역계는 외부로부터 침입한 병균을 발견하는 즉시 반응을 한다. 만약 인체의 면역계가 약하면 침입자 세균은 면역계와 싸워 이겨 그 결과로 인체에는 병이 생기게 된다. 면역계는 정상적으로 반응할 땐 모든 외부침입자와 격렬하게 싸워 이들을 인체 내부로부터 쫓아버린다. 인체 면역계는 인체의 생존을 위해 끊임없이 외부 침입자와 싸워야 한다.

비특이적인 방어 장치-인체의 첫 번째 방어기관

두 번째와 세 번째로 이야기할 방어메카니즘은 침입자를 인지하는 특별한 방어메카니즘이 가동되는데 비하여 처음으로 이야기하고자 하는 방어작용은 침입자를 가리지 않는다. 쉽게 비유하자면, 비특이적인 방어작용에는 모든 군대가 동원된다고 한다면, 대 테러전과 같이 특이적인 방어에는 적을 쳐부수는데 필요한 소수 정예의 군대만을 동원하는 것과 같다고 할 수 있다.

인체의 첫 번째 방어는 비특이적 방어 장치가 맡는다. 이 방어 장치는 곤충이 방안으로 못 들어오게 하는 창문의 유리창과 같다. 이 장치는 자신들의 구역에 나타나는 외부 침입자를 구분하지 않고 닥치는 대로 맞서 싸우기 때문에 비특이적 방어 장치라고 불린다.

피부도 중요한 비특이 방어 장치의 하나이다. 피부는 건강할 땐 거의 모든 병원균의 침입을 차단하고 있다. 그러나 어떤 미생물들은 가수분해 효소를 분비하면서 피부차단 벽을 통과할 수도 있으나, 일반적으로 피부는 최후의 무너지는 순간까지 뛰어난 방어력을 유지한다. 베이거나 긁힌 상처, 작은 구멍, 손거스러미, 곤충에게 물린 곳은 병원균이 인체로 들어올 수 있는 통로가 되기도 한다.

호흡기관에 있는 미세한 털이나 점막도 인체를 보호한다. 콧구멍에 있는 미세한 털은 공기 중의 무수한 병원균의 침입을 막아준다. 그러나 소수의 병원균은 콧구멍의 미세한 털을 피하여 호흡기관 안으로 들어 올 수도 있지만 호흡기관 안에 있는 점막이 병원균의 이동을 막아버린다.

세척장치

인체의 여러 세척장치는 피부와 점막을 뚫고 인체에 들어온 침입자 병균을 밖으로 내보낸다. 예를 들면, 재채기나 기침은 호흡기관과 폐로부터 병균을 외부로 내보낸다. 바로 이런 이유로 인해 부모들은 자녀들에게 재채기나 기침을 할 때는 입을 막거나 고개를 돌리라고 가르치는 것이다. 재채기나 감기는 불청객 병균을 타인에게 빠르게 옮기는 특성을 지닌다. 세균이나 바이러스, 심지어 보통의 먼지도 민감한 호흡통로를 자극하고 세척 방어 장치를 작동시키게 된다.

눈물은 세척장치에 있어서의 또 다른 필수 구성요소이다. 오염된 공기나 먼지, 화학물질, 또는 그 밖의 이물질이 눈 속에 들어오면 눈물관은 즉각 눈물을 분출시켜 이물질을 밖으로 쓸어버려 오염물이 인체에 머물지 못하게 한다.

세계 최고의 의사 당신 몸 안에 있다

인체에 별로 도움이 되지 않는 미생물은 인체의 쓰레기 배출기관으로 보내진다. 배뇨와 배변작용은 인체에 있는 쓰레기를 치우는 역할을 한다. 그 밖의 이물질은 구토, 땀, 여드름 등으로 밖으로 배출되기도 한다.

방어기능을 가지는 화학물질

특정 화학물질도 인체를 보호한다. 몸속에 있는 림프세포는 인터페론 이라고 부르는 단백질을 분비하는데 이 단백질은 닿기만 하면 인체 안에 들어온 거의 모든 외부세포의 번식을 억제한다(인터페론은 '방해하다', '훼방 놓다' 의 뜻을 가진 'interfere' 에서 나온 말로 바이러스에 이미 감염된 세포가, 다른 주 변세포가 바이러스에 감염되는 것을 방해하는 물질을 분비하는데 이것을 인터페론이라 한다. 인터페론은 바이러스의 증식을 억제하고, 백혈구가 바이러스에 감염된 세포를 파괴하는 것을 돕는다). 만약 한 개 이상의 바이러스가 동시에 인체를 공격 한다면 강력한 인터페론은 이 모든 바이러스의 활동을 정지시킨다. 인 터페론을 생산하는 면역계의 능력은 여러 질병을 한 번에 방어하는 주요 한 수단이다.

그 이외에 인체를 방어하는 화학물질로는 타액과 눈물에 들어있는 강 력한 자극제인 라이소자임이 들어있어 세균의 세포벽을 분해 시키는 눈 물 등이 있다. 피부는 다양한 종류의 세균을 없애는 올레인산을 분비한 다. 위산은 거의 모든 미생물을 파괴시킬 수 있을 정도의 수소이온 농도 (pH)를 가지고 있다. 혈청에는 세균의 원형질막을 파괴 분해시켜 쓸모 없게 만드는 양이온 단백질이 들어있다.

자연 저항력

다른 동물과 마찬가지로 인간도 여러 병균에 대한 자연 저항력이나 면역력을 가지고 있다. 모든 병균은 그것이 바이러스, 세균, 또는 균류 등, 어떤 균이든지 여러 형태로 숙주 생물에 기생하여 이들을 공격할 수 있다. 예를 들면 세균이 숙주에 달라붙기 위해서는 세균의 특성에 맞는 특정 구조가 숙주 안에 있어야 한다. 그런데 세균의 특성에 맞는 구조가 숙주 안에 없다면, 세균은 숙주에 달라붙지 못하게 되고 결과적으로 숙주는 공격적인 세균에 대해 자연적인 저항력이나 면역력을 향유하게 된다.

인간은 동물들에게 영향을 미치는 많은 질병에 대하여 자연 저항력이나 면역성을 가지고 있다. 그러나 질병의 원인이 되는 바이러스가 구조적인 돌연변이를 하게 된다면, 인간의 면역성은 사라질 수도 있다. 자연 저항력은 병원균이 도달하기 힘든 높은 산이나 건너기 어려운 넓은 강과 같다. 그러나 여건이 되어서 지나갈 수 있는 다리가 놓여진다거나 지형에 대한 세균의 적응능력이 향상된다면 인체는 쉽게 사정권에 놓이게 된다.

자연 저항력을 보이는 어떤 경우에는 세균이 숙주에 부착하기도 한다. 그러나 온도, 화학물질, 세포 혹은 다른 이유에 기인하는 부적절한 환경이 이들의 번식을 억제하여 숙주를 보호하기도 한다. 자연 저항력은 고전적인 의미로는 면역반응이라고 할 수는 없지만, 그럼에도 불구하고 특정 병균으로부터 인체를 보호하고 있다.

정상세균총(正常細菌叢)

태어나는 순간 유아는 여러 미생물로부터 거의 폭격을 받는다고 할 수 있다. 이들 미생물 대부분은 인체 내에서 오래 머무르지는 못하지만 일부는 평생 동안 인체에 상주하게 되기도 한다. 인체에 존재하는 이런 종류의 미생물들을 정상세균총이라고 하는데 어느 누구라도 이들 정상세균총을 이루는 미생물들을 지니고 있다.

인체의 정상세균총은 피부, 장, 체강(體腔)에 서식하는 세균, 효모, 원생동물로 구성되어 있다. 정상세균총은 인체를 해롭게 할 수 있는 미생물로부터 인체를 보호해주는 아주 중요한 역할을 한다. 병원균이 인체에 들어와 공격을 할지라도 정상세균총은 병원균과 맞서 싸운다.

정상세균총을 이루고 있는 미생물들이 어떻게 해로운 미생물의 번식을 억제하는지에 대해서는 여러 가지의 주장이 있다. 첫 번째 이론을 소개하면, 정상세균총의 미생물들은 영양소를 얻기 위해 해로운 미생물과 경쟁한다. 만약 침입해 들어온 미생물이 기생하는 곳에서 충분한 영양을 얻을 수 없으면 이 미생물은 죽어 인체 밖으로 내보내진다. 두 번째 이론으로는, 숙주 표면에 정상세균총의 미생물들이 빽빽이 들어차서 침입한 미생물이 숙주 세포에 달라붙을 수 없다는 것이다. 마지막 세 번째 이론은, 정상세균총의 미생물들에 의해 생성된 항생제가 병원균의 침입을 방해하는 역할을 한다는 것이다.

정상세균총의 미생물들은 침입한 미생물과 싸우면서 상당한 수준의 보호능력을 보인다. 의사들은 인체가 감염되어 이에 대한 치료를 할 때 정상세균총이 악영향을 받지 않도록 각별히 주의를 한다. 그러나 예를 들어, 어떤 항생제가 투여되었다고 하자, 그러면, 이들 항생제는 병원균뿐만 아니라 일부의 정상세균총 의 미생물까지도 없애게 된다. 정상세균총의 도움 없이는 아무리 항생제의 효과가 크다 하더라도 감염부위는 계속 넓어질 것이다.

현미경으로 관찰할 수 있는 두 번째 방어기관

비특이적인 방어 활동은 복잡한 면역계 활동의 일부분이다. 면역계가 어떻게 활동을 하는지 이해하기 위해 미세적인 면에 초점을 맞추어 보자.

　　면역계 세포를 비롯해 인체의 모든 세포는 면역계에 의해 외부의 침입자로 오해받아 공격받지 않도록 기능을 하는 자신의 신원증명 코드를 가지고 있다.　낯선 침입자가 인체에 들어오면 랑게르한스세포로 알려진 세포는 낯선 침입자의 특성을 인식하여 면역계에 중요한 정보를 전달한다.　이 침입자 세포의 표면위에는 항원이라 불리는 일련의 표지가 있기에 면역계는 침입자의 항원 코드를 기록하여 침입자의 공격을 받을 경우를 대비한다.

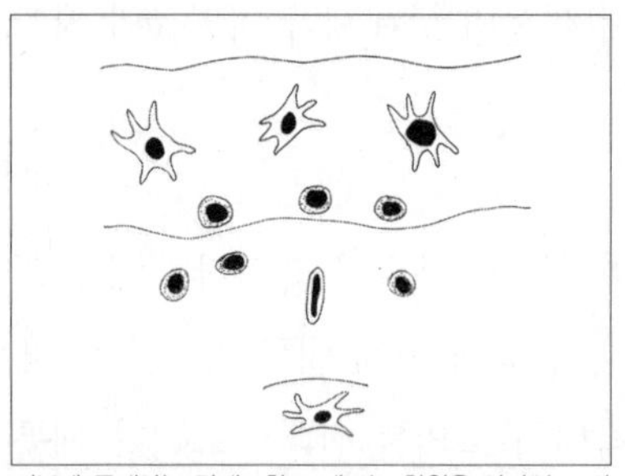

피부에 존재하는 랑게르한스 세포는 항원을 만나면 표피 아래를 지나는 혈관으로 옮겨와 면역반응을 유도한다.

　　만약 정상적인 인체의 세포가 그릇된 코드를 만들어 내거나 침입한 세균이 코드에 손상을 입힌다면, 면역세포는 이 코드를 외부 침입자의 것으로 추정을 하게 된다.　인체의 건강한 세포가 암세포로 변환되었을 때가 그런 예이다.　그래서 면역계는 이 부적당한 코드를 가진 세포나 세균에 즉시 공격을 가한다.

탐식세포와 탐식작용

　　골수는 인체의 모든 혈구세포를 생산하는 곳이다.　혈구세포는 두 종류의 백혈구 즉 탐식 세포와 림프세포를 만든다.　탐식세포는 인체의 세포 면역-또는 세포매개성 면역-의 일부를 담당한다.　탐식세포는 세균과 같은 낯선 침입자를 공격하며 죽은 세포가 파괴된 이후에는 이들을

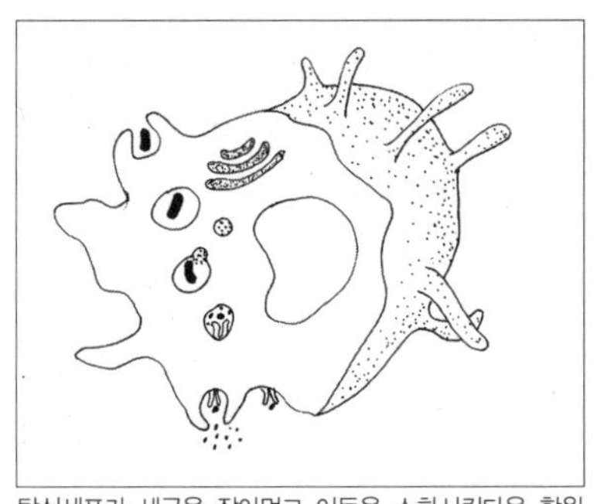

탐식세포가 세균을 잡아먹고 이들을 소화시킨다음 항원을 제2형 조직적합성 항원과 결합한 형태로 세포 표면으로 내보낸다.

에워싸 삼켜버린다. 탐식세포에는 세 가지 유형이 있다. 대식세포, 과립세포, 단핵세포이다.

100년 전에 발견된 대식세포는 탐식세포 중 가장 큰 세포이다. 대식세포는 침입한 병원균이 죽어있든 살아있든 간에 이들에게 접근하며, 인체의 세포조직을 돌며 낯선 이물질 세포나 물체를 수색한다. 대식세포가 낯선 침입자를 감지하면 그 물체로 접근하여 손가락과 같은 촉수를 내밀어 그것을 끌어당긴다. 그런 다음 그것을 먹어버리고 소화하여 처리한다. 대식세포는 낯선 물체와 부스러기 같은 것을 깨끗이 청소하며 쓰레기 청소원으로서의 해결사 역할을 한다.

물벼룩에 병원성 세균을 감염시키는 실험을 수행하던 러시아의 과학자 엘리아스 메치니코프(Elias Metschnikoff)가 1884년에 물벼룩의 내부에는 병원성세균을 잡아먹는 세포가 있음을 처음 관찰하였다. 혈구세포가 아닌 조직에서 분리한 이들 세포들에서도 유사한 기능을 가진다는 것을 확인하고 하등한 동물에서도 질병치유에 관한 특이적인 세포가 존재함을 발표하였다.

과립세포는 대식세포보다 더 작고 더 빠르다. 과식세포는 흔히 혈류에서 발견되는데 적의 출현을 감시하고 지나가는 모든 세포에 대해 신분조회를 한다. 그러다가 낯선 침입자가 나타나면 먼저 공격하는데, 자기 자신이 죽을 때까지 사정없이 그 낯선 침입자를 먹어치운다.

과립세포는 세포질 내에 특수한 물질을 포함하는 과립형의 소기관을 다량 포함하고 있어 다른 종류의 탐식세포와 구분하여 과립세포라 부르며, 이들이 가지는 과립에 들어있는 내용물의 종류에 따라 염색되는 시약의 종류가 달라

탐식세포의 마지막 형태인 단핵세포는 과립세포보다 더 크다. 단핵세포는 혈액속의 바람직하지 않은 미세물질을 먹어버린다는 점에서 대식세포와 닮았다.

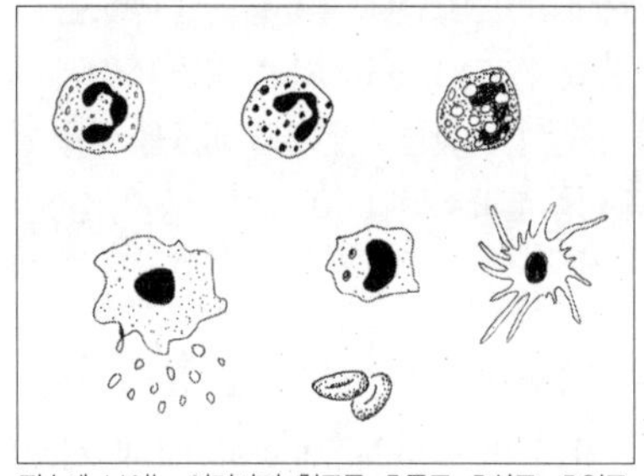

핏속에 보이는 여러가지 혈구들 호중구 호산구, 호염구, 거핵세포 (골수에만 존재), 탐식세포, 수지상 세포, 적혈구

탐식세포는 면역계 전투에서 중요한 역할을 한다. 탐식세포는 적 세포를 공격하여 파괴할 뿐만 아니라, 인체의 세포조직과 피를 깨끗이 청소하여 인체가 정상적이고 건강한 상태를 유지할 수 있게 해준다. 죽은 침입세포들과 자신의 상처난 세포들이 깨끗이 치워지면 인체는 새로운 세포조직을 생산하여 원기를 회복시킬 수 있다.

탐식세포는 탐식작용을 통하여 그들의 역할을 수행한다. 탐식작용은 탐식세포들이 어떻게 잡아먹는가 하는 과정을 설명한다. 먼저 탐식세포는 촉수와 같은 세포질로 낯선 침입자를 잡아서 세포 주름 안으로 끌어당겨 삼켜버린다. 그런 다음 낯선 미생물을 파괴하는 소화효소를 분비하여 병원균이 될 수도 있는 이 낯선 침입자를 흡수하여 버린다. 마지막으로, 소화가 되지 않는 잔류물은 이동되어 인체 안의 다른 쓰레기와 함께 배출된다. 종종 침입자는 독을 사용하여 탐식세포를 죽이기도 한다. 이런 경우엔 다른 탐식세포가 도움을 주기위해 달려와 낯선 침입자와 낯선 침입자로 인해 죽은 탐식세포를 먹어치운다.

림프구

림프구는 골수에 의해 생산되는 두 번째 형태의 백혈구이다. 인체에는 약1조개의 림프구를 유지하고 있다-보통 피 한 방울에 3000개의 림프구가 들어있다. 당신이 이 문장을 읽기 시작한 때부터 당신 몸 안에 있는 800,000개 이상의 림프구가 만들어지고 또 파괴된다. 이 놀라운 세포들의 크기는 극히 작아서 이 문장이 끝나는 마침표에 수천 개가 들어갈 수 있을 정도이다. 림프구는 비록 크기는 작지만 면역계의 중심축을 이룬다. 림프구는 가슴샘(흉선)과 림프조직에서 특별한 항원을 공격할 수 있도록 훈련을 받은 후, 혈액을 순환하면서 외부 침입자를 색출하여 파괴하여 버린다. 림프구 세포에는 B 세포와 T 세포의 두 가지 종류가 있다.

림프구는 특별한 항원을 인지할 수 있도록 훈련을 받는다. 따라서 자기가 인지할 수 없는 항원이 들어오는 경우에는 마치 아무런 일이 없는 듯 전혀 반응하지 않는다. 그러나 자기가 인지할 수 있는 항원이 들어오면 급격히 증식하고 강한 면역반응을 보이게 된다. 이러한 이유로 이들이 보이는 면역반응을 항원에 대하여 특이성을 보이는 특이적인 면역반응이라고 부른다. 언뜻 보기에 수많은 림프구 가운데 지극히 일부만이 면역반응에 참여하는 것이 비합리적인 것으로 보일 수 있겠지만, 작은 침입자 때문에 모든 면역세포가 활성화되어야 한다면, 우리 몸의모든 림프구는 항상 무장을 해제하지 못하고 임무를 수행하여야 하므로 늘 피로하고 제대로 기능을 발휘하지 못할 수도 있다. 그러한 점에서 특이적인 면역반응은 비특이적인 면역반응에 비하여 전자전을 수행하는 현대의 군대와 예전의 군대와의 차이로 비유할 수도 있겠다.

B 림프구 (B 세포)

체액성 면역반응, 즉 항체를 만들어 면역반응을 발휘하는 B 세포는 처음에 조류의 점액낭(Bursa of Fabricius)의 기능을 살펴보는 과정에서 발견되었다. 골수에서 만들어진 미완성의 면역세포가 이 기관에서 완성되어 항체를 만들고 있다는 사실을 발견한 것이다. 포유류에서도 이에 해당하는 기관을 찾아보는 노력이 있었으나, 점액낭이 없는 포유류에서는 골수에서 이미 완성된 상태로 B 세포가 만들어지는 것을 확인하고 이들 기관의 이름으로부터 B 세포라고 명명하게 되었다.

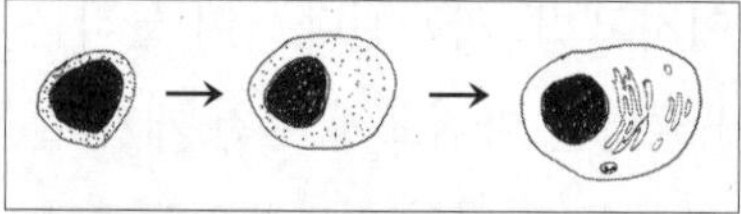

항체를 만드는 B림프구는 항원을 만나기 전에는 작은 세포이지만, 항원을 만나면 왕성한 단백질 합성으로 인하여 커다랗게 변한다. 그리고, 마침내 항체를 만드는 형질세포로 변하게 된다.
B세포 ▶ B림프아세포 ▶ 형질세포

전체 림프구 중 20~30%가 B 림프구(또는 B 세포)이다. B 세포는 표면에 특정 항원 코드-항원은 모든 낯선 미생물 표면에 나타나 이들을 적대적인 것으로 구분하는 표지이다-를 인식할 수 있는 수용체를 가졌다. B 세포는 특이한 특정 항원을 찾아내 싸우도록 훈련받는다. 면역세포는 특이한 병원균이 인체 안으로 침투할 때마다 이를 인식해낼 수 있어야 하기 때문에 특이성은 면역반응에 있어서의 아주 중요한 부분이다.

수용체: 마치 열쇠와 자물쇠의 관계처럼 외부에서 들어오는 침입자들은 숙주 내의 특별한 구조, 즉 상보적인 구조에 매달릴 수 있어야 침투의 첫째 조건을 만족하게 된다. 이와 같은 구조는 정확히 맞을수록 그 결합력이 강하게 된다. 따라서 수용체와 이에 결합하는 구조의 특이성이 크게는 질병 전체를 좌우할 수 있다. 흔히들 알고 있는 에이즈바이러스는 방어력을 가지는 면역세포인 T림프

세계 최고의 의사 당신 몸 안에 있다

구의 표면에 존재하는 CD4라고 하는 수용체를 인지하여 이들을 파괴하고 있다.

B 세포는 특이적인 항원과 접촉을 할 때마다 항원에 달라붙어 즉각적인 공격을 개시한다. 이 때 B 세포는 둘로 다시 네 개로 다시 여덟 이런 식으로 증식을 시작한다. 이 분열세포를 B 림프아세포라고 한다. B 림프아세포의 증가된 세포 활성과 대사율은 B 림프아세포를 형질세포로 변형시켜 침투 항원을 상대하여 싸우는 항체를 생산하는 목적을 수행한다. B 림프아세포는 혈액을 순환하며 외부의 침입자 세포를 공격하는데 필요한 항체를 1분당 수천 개를 생산한다.

정상적으로 혈류에서 발견되는 B림프구는 분열 증식을 하지 않는다. 그러나 특이적인 항원을 만나게 되면 세포분열이 일어나고 결국은 형질세포로 변하여 방어물질 가운데 하나인 항체를 생산하기 위한 준비를 한다. 이러한 준비가 진행되고 있는 세포는 원래의 세포에 비하여 세포질의 용적도 늘어나고 핵산의 합성이나 단백질의 합성이 늘어난다. 이러한 상태의 세포는 마치 씨앗에서 싹이 돋아나는 것과 같다고 하여 싹이 트는 세포라는 의미에서 아세포(芽細胞)라고 부른다.

항체가 항원에 달라붙어 침입자를 체포하여 더 이상 인체 안의 세포에 병을 퍼뜨리지 못하게 한 후 이 침입자들을 파괴하여 버린다.

보체인자(補體因子)

일단 항체가 항원에 달라붙으면, 보체인자가 출동하여 항원을 파괴하도록 돕는다. 정상적인 상태에선 보체인자는 혈류를 떠도는 작고 비활동적인 미립자이지만, 항체가 항원에 달라붙게 되면 비상 신호가 울리고 보체인자가 출현하여 항원으로 덮여있는 낯선 물질 표면에 떼지어 달라붙는다. 그리고 보체인자는 천천히 항원이라고 하는 침입자의 보호벽에 구멍을 뚫고 그 구멍이 충분한 크기가 되면 건강한 체액이 흘러 들어가 외부 침입자를 터뜨려 버린다.

T 림프구 (T 세포)

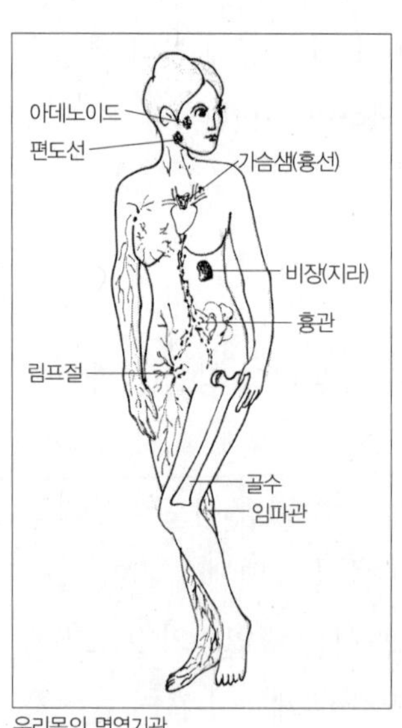

우리몸의 면역기관

흉선(가슴샘)은 림프구의 70~80%를 훈련시켜 T 림프구(또는 T 세포)로 만든다. B 세포와는 달리 T 세포는 항체를 사용하지 않는다. 탐식세포처럼 T 세포도 인체 세포면역의 일부를 담당한다. 성숙하여 활성을 가지는 T 세포는 도움세포, 억제세포, 살해세포, 세포독성세포, 기억세포 등으로 발전한다.

도움세포는 침입자와 싸우지 않는 대신 다른 면역세포가 주어진 행동을 취하도록

세계 최고의 의사 당신 몸 안에 있다

도움을 주어 유도한다. 도움세포는 침입자를 인지하면 지라와 림프절로 달려가 그곳에서 B 세포와 대식세포를 자극하여 부르는 림포카인이라고 하는 화학 신호를 내보낸다. 도움세포로부터의 이 단백질 발산은 B 세포가 형질세포로 변형하기 시작한다는 것을 의미한다.

억제세포는 그 이름이 의미하는 것처럼 도움세포가 보낸 활동적 메시지를 억압한다. 억제세포는 림프구가 비상사태 때 과잉행동을 하는 것을 막는 역할을 한다. 억제세포가 없다면 면역계는 너무 열심히 일하는 나머지 심지어 자신의 동료들까지도 많이 죽이는 불행한 사고를 초래할 것이다.

살세포는 적 항원에 의해 점령된 세포를 죽이는 역할을 한다. 살세포는 암과 종양에 맞서 싸우는데 있어서 인체 내에서 가장 강력한 역할을 하는 방어물이다. 즉 암이 건강한 세포를 점령한다면, 살세포는 그 지역에 달려가 암에 점령된 세포를 죽이는 역할을 한다. 살세포는 적 항원에게는 무서운 독과 같은 존재이다. 심지어 살세포에 가벼운 접촉만 한 항원조차도 파괴가 될 정도이다. 보통 살세포는 림프절 안에 모여 있지만, 항원이 출현하면 살세포는 떼를 지어 나가 나름대로의 특이성을 가진 항원을 찾아낸다. 살세포는 종종 인체의 건강한 세포 뒤에 숨어있는 항원을 추적해 잡아내는 특별한 방법을 가지고 있다.

세포독성세포는 적에게 독을 뿜는다. 세포독성세포는 목표 대상인 침입자 항원과 접촉하여 그 침입자를 죽이든가 무력하게 만드는 물질을 발산한다. 세포독성세포와 또 다른 B 세포와 T 세포가 낯선 침입자에게 충분히 손상을 입히면, 바로 탐식세포가 나타나 이들을 먹어치운다.

기억세포는 계속되는 침입자의 신원을 파악하여 그 침입자에게 저항할 항체를 곧바로 만들기 시작한다. B 세포나 T 세포가 침입자와 마주

칠 때마다 그 침입자 고유의 특성과 외부 구조를 기억하여 이러한 정보를 인체의 면역계에 저장시킨다. 그래서 새로 생겨나는 림프구도 그러한 침입자들을 적으로 간주하도록 교육을 받는다. 침입자가 인체에 출현하는 순간 면역기억세포는 침입자에 대한 신원파악을 한 후 거기에 따른 적절한 공격을 가한다. 이러한 과정을 통해 인체는 그 특이적인 침입자에 대하여 면역을 갖게 되는 것이다.

면역 기억과 항원에 대한 자세한 규격화는 면역반응과 백신 개발의 기초를 이루는 중요한 과정이다. 면역계가 외부의 물질을 파괴하기 위해 면역기억과 항원에 대한 특이성을 이용하기 때문에, 사람들은 평생에 오직 한 번만, 예를 들어 수두와 같은 병을 앓는 것이다. 다시 이전의 병균이 침입하면 기억세포는 그 특이적인 항원을 상대할 준비를 하고 짧은 시간에 연속적인 공격으로 성공적인 마무리를 한다.

면역계가 외부로부터 침입한 이물질에 대한 공격을 시작할 땐 100%의 성공율을 가져야 한다. 오로지 한 개의 세균이 암세포, 또는 바이러스만이 남아있다 하더라도, 이들은 빠른 속도로 증식을 하여 인체에 또다시 공격을 가할 수 있다. 이 때 이들의 반복되는 공격 속도가 빨라진다면 면역계는 피로하게 되어 이들의 공격에 충분히 맞서 싸울 항체를 제시간 내에 생산할 수 없게 된다.

세 번째 방어기관으로서의 림프계

세 번째 방어기관은 림프계인데 이는 림프, 림프절, 림프구, 림프관으로 이루어져 있다. 림프기관은 혈액과 림프를 정화한다. 림프는 림프관을 통해 인체를 순환하면서 혈류에 떠돌아다니는 해로운 생물체를 잡아들이는 액체이다. 그런 다음 림프는 여과기 역할을 하는 강낭콩 모양의 림프절로 옮겨간다. 림프절로 들어온 세균의 99%는 여기에서 파괴된다.

림프계의 또 다른 주요 기능은 림프, B 세포, T 세포 그리고 모든 면역계의 구성원들을 감염이 일어난 장소로 이동시키는 것이다. 예로 당신의 손가락에 상처가 났다면 당신의 상처 부위가 부어오르는 것을 곧 알 것이다. 이렇게 부어오른 것은 림프와 대식세포가 들어있는 혈액이 상처 난 피부를 통해 침입하는 세균을 파괴하기 위하여 감염부위로 돌진해오고 있다는 것을 말해주는 것이다. 면역계가 건강하다면 림프세포는 세균과의 싸움에서 이겨 곧 세균을 파괴한다.

림프계는 또한 인체의 모든 세포 조직을 적셔주며, 조직액의 균형을 제어하며 지방 흡수를 조절한다.

복합적인 협력

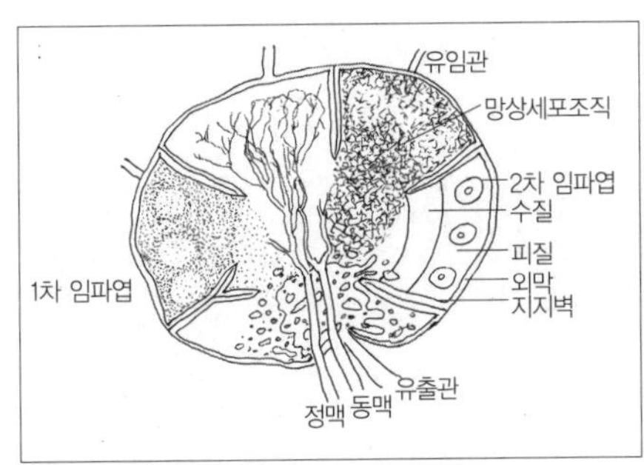

임파절의 모식도

면역계는 그 어떤 중앙 기관으로부터도 통제를 받지 않는다. 세 줄기의 방어전선이 침입한 모든 병균으로부터 우리의 몸을 보호하고 있다. 그 첫 번째가 비특이적인 방어로서 피부, 코털, 점막, 세척기관, 방어력을 가지는 화학물질, 자연 저항력, 정상세균총 등으로서 이들은 병균이 인체에 들어오지 못하게 또는 남아있지 못하게 하는 역할을 한다. 두 번째로는 먼저 현미경으로 관찰할 수 있는 탐식세포의 작용이 있는데 이는 탐식작용을 하면서 모든 침입자를 공격하여 흡수해버리는 역할을 하며 그 다음으로 B 세포와 T 세포가 있는데 이들은 특이적인 항원과 침입

세포를 색출하여 파괴하는 역할을 한다. 세 번째로는 림프계로서 혈류
와 세포조직에 있는 불순물을 청소해내는 역할을 한다.

2장 특수 과학으로서의 영양면역학

면역기능은 영양과 환경 조건에 의해 크게 영향을 받는다. 동물실험에서 잘 보여주듯이 식사를 잘하는 습관은 면역계 기능의 효율성을 향상시킴으로 인해 종양이 생기거나 암이 퍼지는 것을 방지한다. 반대로 영양결핍은 면역계의 비효율성의 위험을 증가시켜 감염이나 수술합병증에 걸리기 쉽게 한다. 면역계는 또한 환경 조건에 큰 영향을 받는다. 유독성 물질에 노출되는 환경에서는 자가항체가 형성되거나 자가면역질환에 걸릴 수 있다.

*자가면역질환: 면역계는 외부로부터 유래하는 이물질의 침입에 대하여 우리 몸을 보호하기 위하여 발달한 기능이다. 그러나 우리가 잘 알지 못하는 이유로 이들 면역계가 우리 몸을 공격하는 일이 많이 있다. 특히 우리 몸을 공격하는 항체가 만들어지는 것이 보통이다. 뒤에 설명되고 있지만, 류마티스성 관절염이나 루프스증(전신성 홍반 낭창증)과 같은 질환 이외에도 많은 종류의 자가면역질환이 알려져 있다. 아직까지는 완전한 치료가 불가능하고 그 발병의 원인과 치료의 방법도 연구 중에 있다고 할 수 있다.

우리는 인간으로서 언제든지 우리가 먹고 싶은 음식을 선택해 먹을 수 있다. 우리가 섭취하는 음식물과 면역계의 반응 사이에는 뚜렷한 연관성이 있다. 이 연관성은 영양면역학으로 알려진 특수 자연과학의 토대가 된다.

면역학은 인체면역계와 병원균과 낯선 이물질로부터 인체를 보호하는 방법에 관해 연구하는 학문이다. 항생제의 발견 이후 의학 분야는 질병을 "치료"하는 의약품의 개발에 주로 관심을 두었다. 그러다보니 인체의 면역계 활동이나 질병의 예방에 관해서는 별로 중요시 하지 않았다.

영양면역학은 왜 중요한가?

인체의 건강차원에서 본다면 건강한 면역계를 대신할만한 것은 아무것도 없다. 면역계가 적절히 기능을 보일 때에 인체는 질병을 물리치고, 아픔과 싸우고, 환경오염과 유독성의 끊임없는 공격을 극복할 충분한 탄약을 준비해 놓고 있다. 과학은 구체적인 질병에 역점을 두고 의약을 개발시키는데 오랜 시간을 투자했지만, 인체 면역계를 건강하게 만들 대체 의학에는 관심을 갖지 못했을 뿐만 아니라, 이런 대체 의학은 아직까지 존재하지 않는 것 같다.

우리들 대다수는 병의 증세가 눈에 보이지 않으면 건강하다고 생각하고 있는데, 이것은 잘못된 생각이다. 대부분의 질병은 발생하기 이전부터 앞으로 질병이 발생할 것이라는 암시를 외부로 보여주기 때문이다. 점차로 우리는 좀 더 피곤하다거나 우리의 몸이 정상적으로 반응하지 않는다는 것을 깨닫게 된다. 이와 같은 일반적인 "무력감" 이후에는 좀 더 심각한 병증이 나타난다. 병의 심각성을 인식할 무렵에는 예방대책을 내놓기에는 이미 많은 시간을 놓쳤을 때가 대부분이다. 그러므로 우리는 먼저 인체 면역계가 건강할 수 있도록 노력하는 것이 중요하다. 이를 위해 우선 인체에 적절한 영양을 공급하는 것이 첫 단계이다.

영양과 면역계 사이의 연관성은 하루 단위의 면역계 강화에 촛점을 맞추는 특별 과학의 기본이다. 이 가슴 설레는 새로운 연구 분야를 영양면역학이라고 한다. 우리가 벗어날 수 없는 확실한 결론은, 우리가 먹는 음식은 얼마나 잘 우리의 면역계가 기능을 수행할 것인가에 직접적인 영향을 미친다는 것이다.

대부분의 북아메리카 사람들은 충분히 음식을 먹고 있지만 이 음식이 반드시 훌륭한 영양원이라고 할 수는 없다. 미국 보건부 발표에 의하면 미국인들이 겪고 있는 가장 큰 질병의 원인은 영양결핍이라고 한다. 적절히 조절되지 않은 식사습관이 우울증, 피로, 소화기 장애 등을 포함하는 건강상의 부조화의 원인이 되고 있다. 심장병이나 암 같은 무서운 질병의 이면에는 적절하지 못한 영양섭취가 주요 원인일 때가 많다.

질병의 근원을 없애려면

잘못된 식사습관에서 유발된 질병을 치료하기 위하여 사람들은 문제의 근원보다는 곁가지에만 손을 댈 때가 많다. 예를 들어 우리가 우울증, 여드름, 독감 등에 걸리면 빠른 치료를 위해 먼저 집안에 있는 약상자를 열어 본다. 사실 시중에 나와 있는 수백 가지의 약품들은 이론적으로는 쓰리고 아픈 증상을 금방 낫게 해 준다고 되어있다. 그러나 불행하게도 대부분의 약물은 질병의 근본원인을 치료하지 않고 증상만 치료한다. 그로 인해 인체는 질병에 걸린 상태로 남게 되고, 거의 스스로는 회복할 수 없게 된다.

영양면역학이라는 개념은 질병을 약물로 치료하는 것보다 적절한 영양을 통해서 예방할 수 있다는 의미를 담고 있다. 의약품은 대부분의 사람들의 건강을 유지하는데 있어서 부인할 수 없는 중요한 위치를 차지하고 있다 하더라도, 산업국가에 사는 현대인들은 화학 약품에 대한 그릇된 신뢰를 가지고 있다. 과학자들은 의약품이 우리가 생각하는 것만큼이나 필요한 것은 아니라는 것을 속속 밝혀내고 있다. 무엇보다도 먼저 우리는 질병으로부터 우리를 보호하는데 면역계가 필요로 하는 영양분을 공급하기만하면 된다.

인체 면역계가 아무리 놀라운 치유력을 갖고 있다 하더라도 건강하지 않고 화학성분의 음식을 계속 섭취한다면 거기에 따른 대가를 치르게 된다. 오늘날의 많은 퇴행성 질환은 면역계 기능장애로 인한 직접적인 결과이며 나쁜 식사습관에서도 그 원인을 찾을 수 있다. 장기적으로 볼 때 건강하지 않은 음식의 영향에 대하여 점점 많이 알게 되면서 사람들은 건강하고 균형잡힌 음식의 중요성을 깨닫기 시작했다.

바라건대 더 많은 사람들이 적절한 음식 섭취와 면역계의 관리에 관심을 둔다면 인체의 면역과 관련된 많은 질병들은 줄어들 것이다. 그와 함께 채식이 가져다주는 면역학적인 이득과 영양이 면역계의 건강에 미치는 중요한 역할에 대해 더 많이 배우게 되면, 더 많은 사람들이 향상된 건강을 향유하게 될 것이다.

화학 약물은 진정으로 건강한 정신 몸과 마음은 그다지 화학약품을 필요로 하지 않는다는 것이 나의 소신이다. 인체에는 그 어떤 약보다도 질병과 싸울 더욱더 강력하고 효과적인 무기가 있다. 바로 인체의 면역계이다.

현대의 문제

여러 면으로 볼 때 현대는 인체의 면역계 붕괴와 관련된 질병으로 인해 인류역사 가운데 가장 열악한 시기를 맞고 있다고도 볼 수 있다. 면역계와 관련된 수많은 질병에는 여러 원인이 있는데 그중의 하나가 우리가 섭취하는 음식의 질과 직접적으로 관련이 있다. 오늘날의 일상 음식에는 많은 방부제와 살충제가 들어있다. 이런 물질들이 혹 어떤 면에서 우리를 보호해주고 있다고 할 수 있을지 모르지만, 이런 물질을 포함하는 음식물에는 인체의 소화 및 흡수에 필수적인 비타민, 미네랄, 소화효소가 결핍되어 있다. 인체의 방어기관이 효율적인 기능의 수행은 적절한 영양분이 공급되는 것을 전제로 한다.

수많은 영양소들이 정상적인 면역계 기능을 변화시킨다. 예로 영양결핍이 T 세포의 기능 장애를 불러온다. 우리의 생활환경에서 유독성 물질에의 노출은 종종 자가항체 형성의 원인이 되기도 하는데, 전신성 홍반 낭창증(루프스증), 류머티스성 열, 사구체 신염과 같은 자가면역질환을 유발시키기도 한다. 음식의 특정 성분이 화상 환자나 순환계 질환자에게 정말로 놀라운 효과를 가져다준다는 것은 이미 잘 알려진 사실이다. 실험결과에 의하면 적절한 식이요법은 전염병의 예방과 치료, 자가면역 질병으로 인한 2차적 질병 예방 그리고 암 치료 등에 많은 효과가

있다. 세포매개성 면역기능의 감소는 필수 영양소 결핍으로 인한 결과
일 수도 있다.

동물을 대상으로 한 일련의 실험 결과, 단백질과 아미노산은 세포성
면역의 메카니즘, 특히 T 세포 기능을 강화시켜 준다. 수술을 받은 환자
에게 단백질을 보충하여주면 T 세포의 반응이 향상되고 도움 T 세포의
수도 증가된다. 수술 받은 환자에게 단백질이 많이 함유된 음식을 준 결
과 그렇지 않았을 때보다 T 세포가 정상적인 기능으로 빨리 회복되었다.

영양과 종양의 성장 사이의 관계도 대단히 중요하다. 동물을 대상으
로 실험한 결과, 풍부한 영양 섭취는 면역계의 전반적인 기능을 향상시
켜 종양이 생성되거나 암이 퍼지는 것을 막아준다. 이는 인간의 암 예방
과 치료에 대한 흥분되는 새로운 일의 토대를 세우는 것이다.

위에서 살펴본 몇 가지 예에서 영양결핍은 면역계를 약화시켜 전염병이나 수술 후의 합병증 유발시킨다는 것을 알 수 있다. 건강한 사람의 면역계는 병이나 질병의 감염에 대해 빠르고 효과적인 면역 반응을 보인다. 그러나 어떤 사람이 영양결핍 상태이거나 만성적인 질병을 앓고 있다면 이 사람의 면역계 방어능력은 약화되어 발병이 일어날 수도 있을 것이다. 그러므로 날마다의 식사습관에 있어서 적절한 영양을 유지한다는 것은 두 배로 중요하다. 질병이 발생한 이후에 비로소 시작한다는 것은 너무 늦다.

야채, 과일, 허브와 같은 건강에 유익한 식물은 인간의 행복에 큰 기여를 한다. 식물에는 비타민, 미네랄, 식이섬유, 에너지를 주는 물질이 들어있는데, 이들은 면역계의 기능을 향상시키며 해로운 미생물의 성장을 저해하고 혈중 지질과 혈청 콜레스테롤에 지대한 영향을 끼치고 있다. 적절히 인체가 기능하기 위하여 건강에 도움을 주는 영양소를 날마다 인체에 공급해준다는 것은 대단히 중요한 일이다. 면역계의 건강에 필요한 영양의 역할에 대해서는 아무리 강조해도 부족함이 없다.

최상의 면역계 만들기

앞에서 열거한 바와 같이 영양소는 감염에 대한 저항에 있어 중요한 역할을 하며 거꾸로 어떤 형태이든 영양 결핍은 면역계에 부정적인 영향을 끼친다. 문제는 면역계의 기능을 최상의 상태로 유지하기 위해 필수 영양분을 어떻게 얻어야 하느냐이다.

허브와 식용 식물은 이 세상에서 구할 수 있는 영양소 가운데 가장 천연의 영양소다. 지구상에 있는 다양한 식물은 인체에 필요한 모든 영양소를 공급하기에는 그 양이 충분하고도 남는다. 그럼에도 불구하고 현대인들은 지구상에 있는 먹을 수 있는 식물 가운데 전체의 0.1% 미만의 식물만을 섭취하고 있다. 그 원인 중 하나는 대부분의 우리들이 영위하고 있는 이른 바 현대인들의 바쁜 생활양식 때문이라고 할 수도 있다. 대부분의 사람들은 하루 종일 일하기 때문에 시간이 걸리는 음식 요리나 설거지가 필요 없는 인스탄트 식품을 선호한다. 부연할 필요도 없이 인스탄트 식품은 현대인에게는 편리함을 가져다주기는 한다. 그러나 불행하게도 우리의 인체는 이 편리함에 대한 값을 치러야만 한다. 즉 엔진 오일이 없이 달리는 자동차는 언젠가는 고장 나는 것과 마찬가지로 인체 또한 필수적인 영양소가 계속 결핍되어 있다면, 궁극적으로는 나약해지고 부분적으로 기능을 상실하게 된다. 적절한 영양공급 없이는 면역계의 기능은 떨어지고 반응이 약해지며, 효율이 떨어진다.

많은 사람들은 균형 있는 영양섭취를 위하여 식물이나 허브를 이용한다는데 대하여 의구심을 가진다. 그러나 우리가 식물로부터 필수 영양소를 직접 공급 받지 못한다면, 적어도 단지 식물에서 발견되는 미네랄이나 비타민을 흉내낸 인공 영양소에서라도 공급받지 아니하면 안된다. 허브는 그 어떤 마술적이거나 신비로운 가치를 가지고 있지 않다. 단지 필수 영양소의 천연 자원일 뿐이다. 식물이 인체의 면역계에 필요한 많은 영양소를 함유하고 있기는 하나, 한 종류의 식물은 인체가 필요로 하는 모든 영양소를 충족시키지는 못한다. 그러므로 적절한 영양을 위해서는 여러 종류의 다양한 식물과 허브를 섭취해야 한다.

식물과 허브는 인체에 필수적인 영양소를 공급할 뿐만 아니라 인체의 전반적인 건강에 큰 기여를 한다. 한 과학적 연구에 의하면 식물은 포유류에서 암이나 기타 질병을 실질적으로 예방하는 여러 요소를 함유하고 있음을 확인하였다. 식물에서 발견된 것 중 암을 예방하는 중요한 역할을 하는 성분 중 하나는 파이토케미칼이다. 파이토케미칼은 식물이 생존하는데 있어서 필수적인 성분이다. 우리가 식물을 먹는다면 파이토케미칼과 파이토케미칼이 주는 이득을 먹는 것이다. 파이토케미칼은 암을 예방할 뿐만 아니라 지방이 종양의 성장을 도와주는 것을 막아 주는 역할을 한다. 적절한 허브성분을 포함하는 건강한 식사는 유방암, 전립선암을 비롯한 여러 암이 발생될 가능성을 획기적으로 감소시킨다. 파이토케미칼에 대해서는 곧 이어서 좀 더 상세하게 다룰 것이다.

허브가 많이 들어있는 식사는 심장병을 낮추는데도 관련을 맺고 있다. 채식 위주의 식사를 하는 사람들은 상대적으로 낮은 수준의 혈청 콜레스테롤과 트라이글리세라이드를 가지고 있다. 연구에 의하면 채식에는 항산화제가 들어 있는데 이 항산화제는 "악성"(LDL) 콜레스테롤 수치를 낮추어 주는 역할을 한다. 이 항산화제는 악성(LDL) 콜레스테롤이 간에 플라크를 만드는 것을 막아준다.

야채, 과일, 허브와 같은 천연의 건강 식물은 인체의 적절한 영양 상태와 건강 유지에 많은 기여를 한다. 이 무가공 식용 식물은 필수 비타민과 미네랄을 함유하고 있으며 또한 세균과 같은 미생물의 번식을 억제하고 혈중 콜레스테롤 수치를 낮춤으로써 면역계의 기능을 향상시킨다. 그러나 허브에서 확인된 것처럼 이들이 인체에 가져다주는 수많은 유익한 점에도 불구하고 아직도 앞으로 연구해야할 과제가 많이 남아있다. 과학자들은 매일매일 새로운 이점을 발견하고 있으며, 때로는 허브의 놀랄만한 장점을 발견하기도 한다. 앞으로의 계속적인 연구를 통해 허브를 이용하여 면역계를 향상시키는 방법에 대해 더 정확한 방법을 알 수 있을 것이다.

결론

  항생제의 발견 이후 의학계는 약물을 모든 질병의 해독제인양 중시하여 발전시켜 왔다. 그러나 지금 과학자들은 약물 등의 화학물질은 한때 그들이 생각했던 만병통치약이 아니라는 것을 깨닫기 시작했다. 사실 질병을 치료하는데 있어서 기본적으로 가장 중요한 것이 바로 인체의 면역계이다. 과학자들은 면역계가 역할을 적절하게 해준다면 거의 모든 질병이 치유될 수 있다는 사실을 알기 시작했다. 그러기에 우리들 또한 적절한 음식을 섭취하여 면역계가 제 역할을 다할 수 있도록 해야 한다.

  적절한 영양섭취가 면역계뿐만 아니라 인체의 여러 부분에도 많은 유익을 가져다준다. 건강에 대한 이런 완벽한 접근이 있을 때 비로소 우리의 인체는 풍부한 영양으로 인해 모든 질병을 막아낼 수 있을 것이다. 이것이 바로 특수 자연과학으로서의 영양면역학을 빛내는 것이다.

3장 인체의 계

우리의 몸은 수많은 여러 계로 구성되어 있는데 다른 계가 대신해 줄 수 없는 자신만의 역할을 각각 수행한다. 그러나 모든 인체의 계는 상호 밀접한 관련을 맺고 있어서 우리가 최상의 건강한 몸을 만들려면 먼저 특정 부분이 아닌 모든 인체 기관이 균형 있게 건강해야 한다. 인체의 주요 계에는 외피계(피부와 이와 관련된 세포조직으로 구성됨), 호흡계, 소화계, 순환계, 근골격계, 생식계, 내분비계, 신경계, 면역계 등이 있다. 그러나 인체는 각기 다른 복잡한 요소들의 단순한 집합체가 아닌 상호연관성을 갖고 있는 하나의 큰 유기적 조직체이다. 이들 계는 상호 연결성을 가지고 있기 때문에 인체가 질병과 싸울 때마다 한 개가 아닌 모든 계의 힘을 필요로 한다. 그러므로 모든 인체 계는 무엇보다도 먼저 균형 있는 영양소를 필요로 한다.

*계의 구성

세포 → 조직 → 기관(장기) → 계

인체는 다른 그 어떤 것으로도 대신할 수 없는 불가사의한 계이며 인체 면역계는 인체를 최상의 상태로 보호하는 역할을 한다. 인체에 해로운 병균이나 미생물이 없을 때 인체에 있는 여러 계는 정밀하고도 완전한 상태로 제 역할을 한다. 모든 인체 기관은 질병과 싸워 이기기 위해 상호 협력을 한다.

외피계

20㎡이상의 넓이와 10파운드 정도의 무게를 차지하는 피부는 인체의 가장 큰 계이다. 제1장에서 설명한 것처럼 피부는 우리가 늘 겪게 되는 환경적 요인과 수많은 해로운 미세먼지로부터 인체를 보호하는 인체의 첫 번째 장벽이다. 이 강한 외피가 없다면 다른 모든 인체의 기관과 계들은 수많은 병균으로부터 방어막 없이 쉴 새 없이 공격받을 것이다. 그리하여 면역계는 절대 불리한 승산 없는 싸움에 처하게 된다.

수많은 층으로 구성된 피부는 침입자 병균을 가로막는 일련의 장애물 역할을 한다. 가장 바깥층에 표피라고 불리는 얇은 층은 진피라고 불리는 좀 더 두꺼운 층을 덮고 있는데 여기에는 모낭, 혈관, 땀샘, 피지선이 위치하고 있다. 면역계에 있어서 피부의 역할은 아주 중요한 역할을 한다. 라이소좀이나 기타 화학물질을 분비함으로써 인체로 들어오는 해로운 미생물질의 활동을 막아버리는 것은 피부의 능동적인 방어활동 가운데의 하나이다. 라이소좀은 탐식작용을 나타내는 세포들이 주로 가지고 있는 작은 주머니로 그 안에 라이소자임이라고 하는 강력한 단백질 분해효소를 위시하여 여러 가지 효소를 가지고 있다. 탐식작용에 의하여 잡아 먹힌 외부의 물질은 결국 이 라이소좀의 효소에 의하여 분해되고 흡수되지 않은 물질들은 세포 밖으로 배출된다. 이 과정에서 이들 세포들은 항원을 변조하고 다른 면역세포들에게 항원을 제시하는 중요한 역할을 수행하게 된다.

계속적인 재생 과정은 피부의 수동적인 방어활동이다. 재생은 죽은 피부 그리고 이 죽은 피부에 달라붙어 있는 모든 세균을 피부로부터 분리시키는데, 우리의 피부는 계속적으로 떨어져 나가고 있다. 이 과정은 피부의 가장 중요한 활동 가운데 하나인데 이 과정은 우리가 모르는 사이에도 날마다 완벽하게 진행되고 있다. 심지어 우리가 무의식적으로 피부를 때수건으로 닦거나 솔로 문지르는 것도 피부의 재생 과정에 도움을 주기도 한다.

피부는 여러 가지 또 다른 방어체계를 갖고 있다. 멜라닌 색소는 태양 광선으로부터 손상을 입을 수 있는 우리의 피부를 보호한다. 또한 두꺼운 피하층에는 지방세포가 존재하여 외부로부터의 물리적 접촉으로 인해 발생하는 충격을 흡수하고 나아가 나머지 신체를 보호하는 역할을 한다.

외피계는 병원균이 인체에 들어오는 것을 막아 줄 뿐 아니라 방어선을 뚫고 인체에 들어온 여러 병원균 침입자를 면역계에 알려주는 역할을 한다. 제1장에서 설명한 바 있는 랑게르한스 세포는 피부를 뚫고 인체에 들어온 낯선 물질의 특징을 잘 파악하도록 면역계에게 정밀한 정보를 건네준다. 랑게르한스 세포에게서 이러한 정보를 받은 면역계는 낯선 침입자에게 즉각적인 적절한 공격을 가할 수 있다.

피부의 맨 바깥쪽은 죽은 세포들로 덮여 있다. 표피층은 구성 세포의 모양에 따라 9층으로 나누기도 한다. 표피세포의 바닥에 존재하는 모세포가 증식하면서 만들어지는 세포는 바깥쪽으로 밀리면서 원래의 둥근 모양으로부터 점점 얇고 평편한 모양으로 바뀌게 된다. 결국 바깥쪽으로 나오면서 세포는 죽고 세포 내부에 존재하던 케라틴 성분이 남아 질긴 보호층을 형성한다. 이들도 때가 되면 조금씩 떨어져 나가게 된다.

세계 최고의 의사 당신 몸 안에 있다

호흡계

    호흡활동을 한다는 것보다 더 중요한 기능은 있을 수 없다. 같은 맥락에서 호흡을 통하는 것만큼이나 많은 병원성 미생물을 초청하는 기능은 별로 없다. 그러나 호흡계에는 이 병균들이 허파로 들어가지 못하도록 여러 가지 안전장치가 마련되어 있다. 콧구멍 통로의 굽은 뼈로부터 폐포의 대식세포에 이르기까지 호흡계는 인체를 보호하는 끊임없는 방어 메카니즘의 일부분이다.

> 폐포: 허파의 최소 단위로 표면적을 넓히기 위하여 밖에서 볼 때 볼록볼록한 구조를 가지고 있다. 얇은 벽 속으로 혈관이 지나가면서 가스교환이 이루어진다. 결국 적혈구는 얇은 상피세포 한 장을 사이에 두고 공기와 접촉한다. 폐포의 표면은 점액으로 덮여 있고, 그 위로는 폐포대식세포가 순찰하고 있다. 폐포는 생긴 모양 때문에 우리말로는 "허파꽈리"라고도 불린다.

    호흡기관은 코, 인후, 기도, 기관지 튜브로 구성되어 있는데 이 구성원들은 낯선 외부의 침입자가 허파에 도달하지 못하도록 장애물 역할을 한다. 예로, 코 통로의 만곡은 낯선 물질이 호흡기관에 들어오지 못하도록 공기의 흐름을 바꾸어 놓는다. 콧구멍에는 병원균을 붙잡아 호흡계로부터 밖으로 내보내는 역할을 하는 끈끈한 점액이 이어져 있다. 이 방어체계를 교묘히 피하여 인체 안으로 들어온 미립자는 편도선과 인두편도선을 만나게 되는데 이들은 외부로부터 들어온 이물질을 잡아서 파괴하는 역할을 한다. 이 덫을 잘 피해 계속 진행하는 병원균은 부스러기와 미생물을 잡는 역할을 하는 점막으로 구성되어있는 기도와 기관지 튜브를 만난다. 이렇게 하여 잡힌 병원균은 털모양의 섬모에 의해 호흡기관 밖으로 보내져 깨끗이 청소된다. 그러나 아무리 이 방어물들이 공기 중의 병원균이 침입해 들어오는 것을 막는다 하여도 이것만으로는 충분한 역할을 할 수 없다.

호흡기관에 있는 면역 세포 또한 코로 들어오는 병원균을 쳐부수는데
중요한 역할을 한다. 제1장에서 언급된 라이소자임은 호흡기관의 점액
에서 발견되는 효소인데 이 라이소자임은 세균의 세포벽을 허무는 역할
을 한다. 호흡기관은 또한 침입한 세균이나 바이러스를 죽이는 항체를
생산한다. 호흡기관의 폐포에는 대식세포라고 하는 강력한 면역계 세포
가 있다. 이 대식세포는 낯선 이물질에 특히 민감한 허파에 위치하여 있
다. 폐포의 대식세포는 인체의 보호 장벽을 뚫고 들어가려고 하는 이물
질을 파괴하여 삼켜버린다. 이 강력한 세포는 호흡기관을 침입한 불순
물의 연속된 공격과 싸우는데 있어서 최고의 역할을 한다.

호흡기관의 면역계 기능은 우리가 호흡할 때 늘 대하여야 하는 공기
중의 이물질로부터 인체를 보호하는 것이다. 그러나 인체의 영양상태가
적절치 않다면 호흡기관 중의 일부는 기능상의 문제를 일으킬 수도 있
다. 호흡기 앨러지가 그 대표적 한 예인데, 면역세포는 인체에 무해한
꽃가루나 먼지를 인체에 해로운 것으로 잘못 판단하여 이들을 호흡기관
밖으로 쫓아내는 내는 행동을 취한다. 이 때 사람들은 인후통, 기침, 재
채기, 콧물 흐름 등 일반 감기와 비슷한 증상을 경험하는 것이다.

소화계

소화계는 호흡계와 유사한 일련의 방어체로 구성되어 있다. 입, 식도,

위, 장 등의 소화기관은 음식물을 잘게 부수고 에너지와 영양소를 인체 여러 곳으로 보내는 복잡한 과정의 일에 관여하고 있다. 그러나 다시 한 번 강조하지만, 우리를 받쳐주고 있는 음식물에도 인체에 해가 될 수도 있는 미생물이 있기 마련이다.

　입안에는 라이소자임이 강화된 타액이 있는데 입으로 들어오는 해로운 세균을 죽인다. 모든 병균을 깨끗이 청소하는 면역세포인 대식세포는 소화관으로 들어가는 입구를 순찰한다. 호흡계에서와 같이 소화계에도 외부로부터 들어온 이물질을 붙잡을 수 있는 두꺼운 점막으로 덮여 있다. 이 점막에 해로운 물질이 붙잡히면 해로운 미생물은 연동작용에 의하여 몸에서 밀려나게 된다. 연동작용이란 파도와 같은 동작으로 소화관을 따라 음식물을 밀어낸다. 위장으로 들어서는 세균, 바이러스, 그리고 해로운 미생물들은 예기치 않은 강적을 만나게 된다. 화학물질 중 가장 부식성이 뛰어난 화학물질 중의 하나인 염산은 위벽에서 분비되며 주위에 있는 접촉하는 세균을 죽여 버린다.

　이러한 전형적인 면역 기능 외에도 제1장에 언급한 바와 같이 소화계는 소화계와 조화를 이루며 지내는 정상세균총을 늘 동반하고 있다. 정상세균총은 인체로부터 영양소를 공급받고 그 대가로 적대적인 침입자와 싸워주는 상호이익의 관계를 형성한다. 외부로부터 침입한 세균은 제한된 공간과 움직일 영양 에너지가 충분치 않아서 거의 오래 생존하지 못한다. 그런데 정상세균총 조차도 면역기능이 억제된 곳에서는 해를 가져다 줄 수도 있다. 대장균, 칸디다, 기타 세균 등 인체 안에서 공생하는 정상세균종의 미생물들은 면역계가 스트레스, 부상 그리고 부적절한 식사습관으로 인해 약화되면 치명적인 존재로 돌변할 수 있다. 더 이상 인체의 방어체계의 통제를 받지 않는 정상세균총은 주변의 세포조직을 공격하며 통제 불능의 번식을 한다.

소화계는 세균에 대한 강력한 방어체계를 갖추었지만, 소화계가 필요로 하는 정상세균총 때문에 아주 정밀한 균형을 유지할 수 있도록 잘 돌보아둘 필요가 있다. 만약 정상세균총을 이루고 있는 미생물들이 지나치게 번식을 하도록 내버려둔다면 정상세균총의 미생물들은 인체를 위험에 빠뜨릴 수 있다. 그렇다고 정상세균총이 손상되거나 파괴가 되면 인체는 인체를 보호해주는 귀중한 보호물을 잃게 되는 것이다. 소화계는 우리가 섭취하는 음식에 의해 특히 영향을 받는다. 건강한 식사습관은 건강한 면역 기능을 유지하기에 필수적이라고 할 수 있다.

순환계

정교한 인체 순환기관은 수천 마일 길이의 동맥, 정맥 그리고 모세혈관으로 구성되어 있는데 이들은 인체의 손, 발, 관절, 피부 그리고 여러 장기를 순환한다. 일정한 심장 박동으로부터 힘을 얻어 순환계는 피를 몸의 모든 부분으로 보내고 다시 받는다. 이런 혈관은 두 가지 기능을 하는데, 모든 장기와 말초조직에까지 산소와 영양소를 보내기도 하고 면역 세포들을 운반하는 수송망으로서의 기능을 하기도 한다.

백혈구는 형태와 기능에 따라 림프구, 탐식세포, 호중구, 대식세포로 나뉘는데 이들 백혈구는 침입자를 수색하기 위해 동맥을 따라 순찰한다. 수조 개 이상의 림프구와 기타 면역 세포는 인체의 세포조직을 보호한다. 이들 백혈구는 특정 항원과 싸우도록 되어있는데 심장은 이들을 인체 구석구석까지 뿜어 보낸다. 어떤 것은 자유롭게 혈관을 따라 이동하기도 하고, 어떤 것은 해로운 병균과 맞서 싸우기 위하여 혈관벽에 달라붙거나 혈관 밖의 조직으로 나가기도 한다. 이런 방식으로 심장과 혈관도 면역기능을 하고 있는 것이다. 순환계가 적절한 영양을 공급받았을 경우에만 콜레스테롤이나 다른 방해물이 생기지 않고 혈액이 효율적이고 부드럽게 순환할 수 있게 된다.

근골격계

뼈, 인대, 힘줄, 그리고 근육으로 구성된 복잡한 근골격계는 내부의 골격구조를 강하게 유지시킨다. 이들은 다른 여러 장기와 생리학적으로 중요한 계들이 자리 잡을 기본적인 토대를 제공하는 중요한 역할을 하는 것이기 때문에, 뼈와 근육은 적절히 보살피지 않으면 안된다. 규칙적인 운동과 건강한 식사 습관은 이 필수적인 보호기관의 유지에 많은 도움이 된다.

뼈는 인체 내의 여러 기관을 보호하는 그 이상의 역할을 한다. 즉, 중요한 면역 기능을 갖고 있다. 뼈 속 깊은 곳에는 백혈구를 만드는 골수가 있다. 백혈구에는 과립구, 단핵구, 림프구 등 다양한 면역세포가 있다. 제1장에서 설명한 바와 같이 이들은 낯선 침략자 미생물로부터 인체를 보호하는 역할을 한다.

만약 근골격계가 칼슘과 같은 뼈를 강화하는 풍부한 필수 영양소를 공급받지 못하면, 인체는 순환계와 면역계의 원천이 되는 백혈구의 비정상적 생성으로 인해 심각한 위험에 봉착한다. 그러나 적절한 영양을 공급받는다면 백혈구는 골수로부터 원활한 순환을 할 수 있고, 끊임없이 면역계에 젊음을 불어넣는다.

생식계

인체의 놀라운 기적 가운데 하나는 새로운 생명을 창조하는 힘이다. 인류의 존재는 바로 생식계에 달려있기 때문에 어떠한 희생을 감수하고라도 보호 받아야 한다. 이러한 필요성에 부합하여 생식계의 방어, 특히 여성의 생식기관은 인체에서 가장 강력한 방어체계를 갖춘 기관의 하나이다.

여성 생식기를 통해 들어온 병원성 미생물은 잘 구축된 방어망을 만나게 된다. 여성의 생식기관은 질벽에서 분비되는 점액 속에 산과 백혈구로 중무장 되어있다. 이들의 조합은 대부분의 세균이나 그 밖의 침입자를 죽일 만큼 강력하다. 섬모 또한 생식기관의 방어체계에서 빠질 수 없는 요소이다. 파도처럼 움직이는 작은 섬모는 침입한 미생물을 밖으로 밀어내며, 모든 병원균을 쓸어내릴 수 있는 분비물의 흐름을 만들어낸

세계 최고의 의사 당신 몸 안에 있다

다. 간혹 이 어려운 방어벽을 어떻게 뚫고 들어온 병원균이 있을지라도, 생식기관을 살피고 있는 항체는 외부물질의 흔적조차도 없애버린다.

불행하게도 인체는 모든 세포를 그저 "자기(self)" 아니면 "비자기(non-self)"로 인식하기 때문에, 정자는 치명적인 공격을 받게 된다. 여성의 생식기에 들어가는 2~5억 개의 정자 중 1억 개 이상은 들어가자마자 곧 파괴된다. 불과 천 개 정도만 자궁에 도달하며 나팔관까지 도달하는 정자는 수백 개 밖에 안된다. 난자가 수정되면 또한 그 즉시 여성의 생식기관으로부터 공격을 받는다. 태아에게는 부모 양쪽의 유전물질이 있기 때문에, 어머니의 면역세포는 태아를 "비자기"로 인식하여, 정자를 공격했던 것처럼 태아를 공격할 항체를 생산한다. 이를 방어하기 위해 태반은 모체의 자기보존기능과 태아의 면역계를 서로 연결시키는 가교 역할을 한다. 태반은 태아의 탯줄과 어머니의 자궁을 연결시켜 어머니의 혈액으로부터 산소와 영양소를 여과해 받는 세포조직이다. 이 반투과성 태반은 태아에게 적대적인 모체의 항체를 막아내며 동시에 면역학적인 보호기능을 제공하는 유익한 항체는 받아들인다.

강력한 면역 기능으로 인해 생식기관은 병원균이 침투해 들어와 활동하기에는 돌투성이의 비포장도로와 같이 매우 척박한 곳이다. 해로운 미생물은 더 이상 세력을 유지할 수 없도록 생식기관 여기저기에 장치된 여러 장애물들의 존재를 생각해 볼 때, 인류의 생명이 이어지고 있다는 것은 정말로 기적이라고 할 수 있다. 만약 생식기관에 이러한 방어기능이 없다면 인체는 수많은 세균과 병원균으로부터 끝없는 공격을 받아야만 할 것이다. 인체와 면역계가 적절한 영양을 공급받는다면 모든 질병으로부터 인체를 보호하는 천연 방어막은 더욱 강화될 것이다.

내분비계

내분비계는 인체가 인체 기관을 통제하기 위해 필요한 적절한 화학물질과 호르몬을 만드는 역할을 한다. 여러 세포조직과 기관들은 뇌하수체, 갑상선, 부신, 시상하부, 췌장, 난소, 정소 등의 내분비 기관을 구성하고 있다. 이들 내분비선이나 내분비기관들은 인체의 특정 기능을 조절하는 호르몬을 각각 분비한다. 호르몬의 종류는 다양한데 생식, 성장, 물질대사, 세포 복구 등과 같은 과정을 조절한다. 호르몬은 특정 인체 기관의 필요성에 의해 만들어져 그 수송을 위하여 혈액으로 분비되기 때문에, 스트레스나 병균 같은 요인에 의하여 혈중 호르몬 양을 높이거나 낮추는 원인이 될 수 있다.

내분비라고 하는 말은 분비기관에서 분비하는 어떤 물질이 혈류 중으로 분비되어 표적세포의 표면으로 전달되는 과정을 의미하고 있는데, 몸 밖으로는 배출되지 않는 분비라는 의미에서 침, 땀, 눈물, 소화액, 정액과 같이 몸 밖으로 분비하는 외분비에 대하여 상대적으로 붙여진 이름이다. 내분비는 주로 호르몬이라고 하는 물질을 통하여 이루어지며, 몸의 정상 상태를 유지하는데 중요한 기능을 하고 있다. 몸의 대사를 조절하기도 하고 뼈의 성장을 조절하여 키를 크게 한다든가, 사춘기를 지나면서 남성과 여성의 성징을 나타내게 하기도 한다. 몸의 긴장을 유도하기도 하며, 자율신경을 조절하여 몸을 보호하기도 한다.

내분비 기관은 대식세포와 같은 면역 세포의 보호를 받는다. 내분비 기관은 뇌와 면역계를 연결하는 대화전달기능을 제공함으로써 면역기능에 지극히 중요한 공헌을 한다. 면역계는 호르몬을 만들어 여러 인체 기관과의 그 활성을 조정하고 있다. 내분비계는 코르티코스테로이드로 불리는 특별한 호르몬을 부신에서 만든다. 이 호르몬은 기분, 수면 패턴, 근육의 강도, 그리고 탄수화물, 단백질, 지방의 물질대사를 조절한다. 코르티코스테로이드는 날마다 인체에 필요한 일을 수행할 뿐만 아니라 감염이나 질병이 있을 경우에는 비상 원조를 하는 이중 역할을 한다.

세계 최고의 의사 당신 몸 안에 있다

인체는 실질적이든 가상적이든 간에 위급한 상황에 처하여 긴장상태가 되었을 때, "투쟁 혹은 도피반응"의 형태로 반응한다. 이 때의 본능적인 자기보존의 순간에는 면역기관과 소화기관은 정지상태가 된다. 반면에 코르티코스테로이드 호르몬이 다량으로 흐르면서 언제라도 신체적 반응을 보일 수 있도록 여분의 영양소와 혈액을 근육으로 보낸다. 이러한 전략은 육체적 생존이 최우선순위였던 선사시대 때에는 필수적이었겠지만, 현대에 있어서의 코르티코스테로이드 호르몬은 도리어 건강한 면역계에 방해를 가할 수 있다. 현대의 긴장 상황은 본질에 있어서 일차적으로는 감정적이기 때문에 투쟁도피반응의 일환으로 만들어지는 코르티코스테로이드 호르몬에도 불구하고 육체적인 결과는 보이지 않는다. 그래서 정신적인 긴장이 계속 될수록 코르티코스테로이드 호르몬은 축적되고 결국 면역계가 억제되는 단계에까지 이르러 인체가 질병에 노출되는 결과를 초래한다. 이러한 현대적 딜레마를 해결하는 열쇠는 규칙적인 운동과 건전한 스트레스 발산이다. 이는 면역계가 제 궤도를 유지하는데 도움을 준다.

신경계

신경계는 여러 인체 기관들이 적절하게 제 역할을 할 수 있도록 해주는 최정점의 조직이다. 신경기관에는 뇌, 척수, 신경, 뉴런(신경세포)이 있다. 면역계에 있어서의 이들의 영향은 심리적이면서 동시에 육체적인데 뇌는 신경과 뉴런을 연결하여 그것이 육체적인 반응이든 감정적인 반응이든 간에 모든 몸의 반응을 자극하기 때문이다.

신경계도 면역기능을 조절하고 있다. 신경섬유는 뇌간과 척수로부터 면역세포들이 특화된 훈련을 받는 흉선까지 이어져 있다. 신경경로가 뇌와 면역계를 연결해 주며, 사고는 화학 신호와 전기 신호로 면역기능을 조정한다. 이러한 경로를 통하여 신경계는 인체가 공격을 받고 있을 때, 면역세포의 활동에 힘을 불어넣어 준다. 똑같은 과정을 통하여 감염이 끝났을 때에는 공격을 멈추도록 지시한다.

면역계에 대한 뇌의 영향은 심리적일 수도 있다. 측면에서 인체의 면역 기능에 영향을 끼치기도 한다. 연구에 의하면, 긍정적인 정신자세를 가지면 병원을 찾는 빈도수가 반으로 줄어들 수 있다. 부정적인 정신자세는 면역기능에 악영향을 끼친다는 사실은 얼마든지 볼 수 있다. 긍정적인 사고방식을 가진 사람의 면역기능은 부정적인 사람보다 일반적으로 면역기능이 훨씬 더 강하다.

체계적인 접근

인체는 복잡한 여러 계가 모인 복합체이며, 각 계는 지원과 보호를 위해 다른 계에 의존하고 있다. 비록 면역계는 온 몸의 수백만 세포와 장기에 퍼져 있지만, 신체의 각 계는 국지적인 면역반응을 통하여 전체를 보호하는데 공헌하고 있다. 한 곳에 집중적으로 모여 있고 않고 몸 전체의 수많은 세포와 여러 기관에 널리 퍼져있지만, 각각의 인체기관은 주위 인체기관의 면역기능을 도와줌으로써 인체 전체를 보호하는 큰 역할을 한다. 좋은 음식으로 온몸에 영양을 공급하는 일, 적당한 휴식, 지속적인 운동, 규칙적인 스트레스의 발산, 그리고 긍정적인 인생관은 면역계의 복합적인 효율을 높일 수 있는 인정받은 방법들이다.

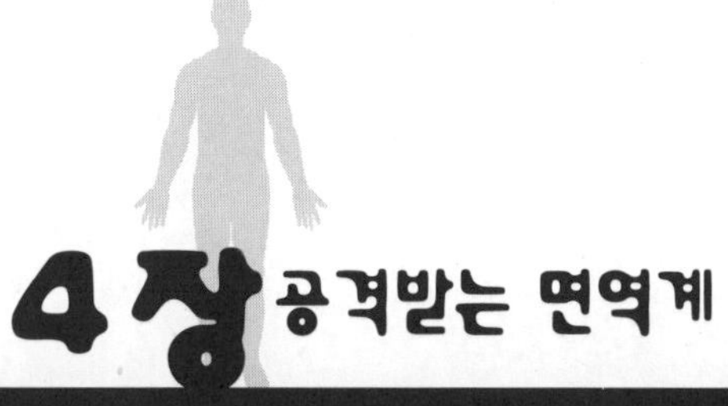

4장 공격받는 면역계

면역계는 오직 영양소가 풍부한 음식섭취로 인해서만 건강한 상태로 유지될 수 있다. 사소한 영양결핍이라도 이는 인체에 해로운 결과를 초래할 수 있다. 면역계가 영양결핍 상태가 되면 인체는 질병까지 앓을 수도 있다. 면역기능이 약화되면 인체는 특정 음식을 비롯한 여러 것에 대한 앨러지 반응, 심하게는 암이나 에이즈 같은 병에 쉽게 걸린다. 노화나 유전적 특질 같은 몇 가지 요소는 어쩔 수 없다 하여도 폭음, 영양결핍 같은 것은 우리가 능히 막을 수 있는 것이다. 면역계 세포는 적절한 영양소를 공급받으면, 얼마든지 암이나 바이러스와 싸워 이들을 물리칠 수 있으며 질병으로부터 인체를 보호할 수 있다.

오늘날의 놀라운 과학발전에도 불구하고 우리의 과학은 아직도 흔한 감기조차 완전히 치유할 수 없다. 사람들은 비싼 감기약이나 할머니만의 특별한 치료가 감기를 완전히 고칠 것이라고 생각할 수 있지만 사실 이러한 감기약은 단지 감기 증상을 억제할 뿐이다. 이 감기약은 감기 바이러스를 실질적으로 제거하지 못한다.

대부분의 사람들은 감기나 독감에 걸리면 쉬려고 한다. 이 휴식은 실제로 면역계에 침입한 병원균을 물리치는데 필요한 평상시보다 많은 에너지와 에너지원을 주게 된다. 인체에 단 한 개의 병원미생물만 남아 있어도 싸움이 다시 시작되는데 바이러스는 돌연변이를 하여 세력을 증강할 수도 있다.

약화된 면역계로 인해 감염성 질병에 대한 인체의 저항력은 줄어들며(즉, 약화된 면역 반응) 사람들은 앨러지와 자가면역 증세를 더욱 자주 앓게 될 것이다(즉, 지나친 면역 반응). 이 두 가지 면역 반응은 해로운 것들이다. 일반적으로 영양결핍, 불완전 소화, 과식, 세균이나 바이러스의 감염, 면역계에 대한 독소, 보다 많은 화학물질에의 노출, 스트레스 등과 같이 여러 가지 요인들이 면역계를 약화시키고 있다.

임상적 의미로서의 면역계의 문제로는 앨러지, 자가면역질환, 면역결핍, 종양제어 등이다. 이 장에서는 이러한 문제들이 면역계에 어떠한 영향을 끼치는가에 대해 알아보고자 한다.

앨러지

식품과 관련된 앨러지와 자가면역질환은 증가 추세에 있다. 앨러지의 빈도수는 대부분의 사람들이 느끼고 있는 것보다 더 많다. 미국에서는 3

천 5백만에 이르는 사람들이 어떤 형태로든지 앨러지로 고생을 하고 있다. 어느 통계에 의하면, 미국민의 25%가 호흡이나 음식물 섭취로 인한 앨러지 증상 영향권 안에 있다고 한다. 여기에서 중요한 문제가 제기된다. 즉, 우리가 먹는 음식물에 증가 추세로 포함되고 있는 방부제나 화학물질로 인해 앨러지 증상을 겪고 있는 사람들의 수가 더욱 늘어나고 있지 않느냐 하는 것이다.

우리는 흔히들 알레르기라고 부른다. 이는 독일식 발음이며 영어식으로는 앨러지라고 한다. 국내 의료계에 종사하는 분들도 대개 독일식으로 알레르기라고 부르고 있으나, 국제 학회 등에서는 모두 앨러지라고 말하고 있다. 또한, 우리는 과민 반응과 앨러지를 혼동하여 사용하고 있는데, 앨러지는 4가지로 구분하는 과민 반응의 한 종류에 지나지 않는다.

일반적으로 말해서 앨러지 반응은 항원에 대한 인체의 반응이다. 항원은 면역계가 항체를 만들도록 유발시키는 낯선 침입 물질이다. 앨러지 증상의 경우, 똑같은 항원이 여러 사람에게 똑같은 결과를 가져오지는 않는다. 우리가 알다시피 모든 사람이 다 딸기, 꽃가루, 벌침에 앨러지 반응을 갖고 있는 것은 아니다. 또한 두 사람이 똑같은 물질에 앨러지 반응을 갖고 있다고 하여도 그 앨러지 반응의 강도에서는 차이가 있다. 앨러지 반응은 여러 면으로 다양하다. 세균이나 바이러스 형태로 인체에 침투하는 병원균에 대해 면역계는 다양한 반응을 나타내는데, 앨러지에 대해서도 다양한 형태의 반응을 나타내고 있다.

일반적으로 말해 면역반응은 항원자극의 강도에 비례하여 나타나는 것이 아니라 일정 수준의 자극에 이를 때 까지는 전혀 반응을 보이지 않다가 어느 수준을 넘게 되면 최대의 반응을 보이게 된다. 이와 같은 형태의 반응을 실무율(實無律 rule of all-or-none)이라고 부른다. 그런데 정상적인 면역반응에서보다 낮은 항원의 자극에 대하여 강한 면역반응을 보이게 되는 것을 과민반응이라고 부르며 우리가 흔히 이야기하는 앨러지는 과민반응의 한 종류에 해당한다. 다시 말해

세계 최고의 의사 당신 몸 안에 있다

앨러지 반응은 두 가지 범주로 분류될 수 있다. 즉 음식에 대한 반응과 음식이 아닌 주변 환경에서 비롯된 항원에 대한 반응이다. 주변의 항원으로는 가정이나 공장에서 배출되는 화학물질, 가솔린, 배기가스, 석유화학제품, 풀, 꽃가루, 향료, 담배연기, 깃털, 직물, 먼지, 곤충에게 물림 등을 들 수 있다. 이들에 대한 앨러지 반응은 대개 가벼운 것들이지만 어떤 앨러지 반응(예로, 독성 곤충에 물렸을 때)은 치명적인 결과를 나타내기도 한다. 사람들이 흔히 오해하는 것은, 사람들은 보통 맹독성 동물이나 벌레에 물린 직접적인 결과로 죽는 것으로 알고 있지만, 사실은 그 독에 대한 치명적인 강렬하고 집중적인 면역 반응 활동 때문이다.

음식 앨러지

소화기관은 제 기능을 하지 못하면 음식물을 작은 조각으로 부술 수 없다. 이렇게 완전히 소화되지 못한 음식물은 혈류로 흡수되며 혈류에서 면역계는 불완전 소화물을 낯선 물질로 규정하여 이들을 공격한다. 그리하여 인체는 음식과 관련된 여러 가지 형태의 앨러지 반응을 느끼는 것이다. 반면에 소화기관이 제 기능을 하여 음식물이 완전히 잘게 부숴지면, 혈류로 들어가는 큰 조각의 음식 입자는 없을 것이다. 그 결과로 면역계는 소화된 음식을 이물질로 규정하지 않는 것이다. 음식 앨러지 증상은 불완전 소화나 장관벽의 과도한 투과성으로 의해 이물질에 대한 장의 차단장치가 손상을 입었을 때 생긴다.

앨러지 증상을 불러일으키는 식품으로는 견과류, 계란, 우유, 콩, 밀,

4장 공격받는 면역계

생선, 조개, 연체동물류 등이다. 한 연구자에 의하면, 음식 앨러지 현상의 91%는 네 가지 식품-견과류(43%), 계란(21%), 우유(18%), 대두(9%)-에 의해 일어난다. 대부분의 사람들은 음식에 대한 앨러지 반응을 어떠한 형태로든지 한 번 이상은 경험하는데 대부분의 경우 그 앨러지 현상은 자체적으로 사라진다. 유아습진 같은 유아기 때의 여러 앨러지 현상들은 자연스럽게 사라진다.

음식 앨러지를 극복하기 위해서는 맨 먼저 어떤 음식이 앨러지를 일으키는지 알아야 한다. 그 원인을 알면 그 음식물을 한동안 식탁에 올려놓지 말아야 하며 얼마 후 서서히 그 음식을 다시 식탁에 올려놓는다. 이 기술을 식이유발이라고 한다. 그 후 그 음식으로 인한 앨러지 반응이 다시 일어나면, 다시 그 음식을 한동안 식탁에 올리지 않고 나중에 서서히 그 음식을 다시 올린다. 결국 그 음식에 대한 앨러지가 사라지든가, 아니면 특정한 음식에 대하여 우리 몸이 절대로 용납하지 않는다는 것을 확실히 알 수 있게 될 것이다.

음식 앨러지 증상은 인체의 여러 계에 영향을 미칠 수 있다. 머리와 상기도가 두통, 현기증, 콧물, 코막힘, 이명, 이하선염, 인후염으로 인해 제 기능을 못하기도 한다. 가슴과 장은 천식, 충혈, 만성 감기, 심장발작, 메스꺼움, 경련, 위장의 가스 팽창, 설사, 변비 등을 겪기도 한다. 피부에도 붉은 반점, 뽀루지, 피부염, 두드러기, 가려움증이 생기기도 한다. 사지 또한 사지 약화, 근육통, 통증, 관절통, 부어오름 등을 겪기도 한다. 그 밖의 증상으로는 만성피로, 지나친 허기, 큰 폭의 체중 변화가 있다.

자가면역질환

자가면역질환에 걸린 인체는 자기 자신을 공격한다. 즉, 면역계는 자신의 세포조직을 적군으로 분류하여 그곳을 계속 파괴한다. 이는 인체의 모든 구성 요소에 대하여 자기로서 인식하고 면역반응을 보이지 않는 이른 바 자기관용을 나타내는 정상적인 면역 반응과는 대조가 된다. 자가면역 반응이 일어나게 되면, 스스로의 면역계에 의해 공연되는 자기파괴 반응이 있게 된다.

자가면역질환은 새로운 개념이 아니다. 예로, 일찍이 1850년대의 의사들은 루프스증을 자가면역질환의 하나로 이해하고 있었다. 그러나 19세기에 이르러 과학적 관심은 전염병을 해결하는 것에 모든 초점이 맞추어졌기 때문에 자가면역의 연구에 신경을 쓸 여유가 없었다. 게다가 복잡한 면역학적 연구를 하기에는 현미경조차도 초보단계의 것이었다.

자가면역질환을 일으키는 요인에 대해서는 여러 이론이 있는데 이 이론에는 유전, 환경오염, 스트레스, 그리고 감염성미생물 등이 거론되고 있다. 예로, 인체는 스트레스를 받으면 대식세포의 활동을 실질적으로 방해하는 코르티솔이라 불리는 스테로이드를 방출한다.

자가면역질환의 원인에 대해서 잘 알려져 있지 못하다. 우리가 특히 잘 알지 못하는 바이러스가 인체에 침투하여 면역반응을 유발하게 되었는데, 하필이면 그 바이러스의 항원이 우리들 자신의 세포가 가지고 있는 구조와 아주 비슷하여 이들을 공격하기 위하여 만들어내는 항체가 결과적으로 자신을 공격하고 있는 것이 아닌가 하는 생각을 하고 있다. 또 하나는 죽어가는 자신의 세포 조직 중의 핵산과 미생물의 핵산을 혼동하는 면역계가 비슷한 양상으로 항체반응을 유발하고 있는 것이 아닌가 하는 것을 의심하고 있다.

자가면역질환에는 두 개의 범주가 있다. 즉 인체의 모든 장기에 영향을 끼치는 것(전신성 자가면역질환)과 오직 한 개의 장기에만 영향을 끼치는 것(장기특이성 자가면역질환)이다.

전신성 자가면역질환과 장기특이성 자가면역질환

주요 전신성 자가면역질환에는 여러 종류가 있다. 열거해 보면, 주로 여성들에게 많이 발병하며 특별히 피부와 관절 그리고 신장에 영향을 주는 루프스증, 관절의 활막에 영향을 주는 류마티스성 관절염, 천골관절과 척추의 염증으로 인한 강직성 척추염, 입과 눈 주위에 탈수현상이 나타나는 쇼그렌 증후군, 주로 남성의 동맥에 영향을 주는 괴사성 혈관염, 골격근에 퇴화와 염증이 생기는 다발성 근염 그리고 위장, 심장, 신장, 폐 등의 인체 내의 장기들과 피부를 두껍게 하는 진행성 전신성 경화증 등이다.

주요 장기특이 자가면역질환으로는 여러 종류가 있다. 열거해 보면, 인체의 백혈구를 공격하는 자가면역성 용혈성 빈혈, 갑상선에 영향을 끼치는 그레이브 병, 중앙 신경 기관을 공격하는 자가면역성 뇌염, 위염으로 인해 생기는 악성 빈혈, 궤양성 대장염처럼 장에 영향을 주는 크론병, 간을 망가뜨릴 수 있는 전염성 간염, 다양한 형태의 신질환, 근육 약화를 야기하고 수의근 장애의 일종인 위근 무력증, 등과 팔에 악성 병변을 야기하는 포진성 피부염, 병변과 위축으로 피부 세포 조직을 공격하는 루푸스증, 안구의 자가면역질환 등이다.

면역결핍

여러 요인들이 면역계에 부정적인 영향을 주면 면역반응이 제 역할을 못할 때가 많다. 예로, 만약 인체에 충분한 단백질이 없다면, 항체 수치는 감소한다. 일상의 스트레스나 인체의 계속된 병원균과의 싸움 때문에 면역계의 힘은 고갈되어 인체는 더욱 전염병에 걸리기 쉬워진다. 더욱이 면역과 관련된 치명적인 질병인 AIDS(후천성면역결핍증)와 SCID(중증복합성면역결핍증)는 어떠한 형태로든 인체의 면역이 약화되

세계 최고의 의사 당신 몸 안에 있다

기만 하여도 면역계를 완전히 파괴하는 무서운 질병이다. AIDS 즉, 후천성 면역 결핍증은 HIV 즉, 사람면역결핍바이러스에 의해 유발된다. HIV는 면역계에 영향을 끼친다. HIV는 면역계의 방어기관에 아주 중요한 T 세포를 죽인다. HIV는 먼저 T 세포에 들어가 활성화될 때까지 잠복한다. 그 후 HIV의 활동이 시작되면 HIV는 놀라운 속도로 증식을 하며 주위의 T 세포를 감염시킨다. 그리하여 인체는 면역계의 주요 방어자인 T 세포를 서서히 잃어버리기 시작한다. HIV는 T 세포를 마비시키기 때문에, 면역계의 다른 세포들(예로, 대식세포나 살세포)은 면역계를 구하러 와달라는 신호를 받지 못한다. 이런 이유로 항체가 만들어지지 않고 궁극적으로 면역계는 쓸모가 없어지기 때문에, 면역계는 어떤 종류의 병원균이나 질병으로부터 더 이상 인체를 보호할 수 없다. 면역계의 총체적인 붕괴 속도가 비교적 빠르게 진행되면 그 결과는 항상 치명적이다.

AIDS는 acquired immunodeficiency syndrome으로 획득된 면역결핍증 후군을 말하며, SCID는 severely combined immunodeficiency로 여러 가지 면역반응의 결함이 복합적으로 나타나는 심각한 형태의 면역결핍 현상이다.

면역계의 활동을 완전히 마비시킬 수 있는 또 다른 면역결핍은 SCID 즉, 중증복합면역결핍증이다. 유아들에게 영향을 끼치는 SCID는 유전되는데, 이 SCID를 갖고 있는 아기는 태어날 때부터 전혀 감염원과 싸울 수 없는 환자가 되고 만다. 그래서 SCID를 갖고 있는 유아는 정상적인 바이러스나 세균의 공격에도 견디지 못하므로 특별히 고안된 "버블(비닐로 만든 비눗방울 모양의 작은 방)"에서 살아야 한다. SCID는 골수이식을 통해서 치료될 수 있는데 치료를 못 받으면 보통 두 살을 넘기지 못하고 죽게 된다.

종양 제어

면역계의 또 다른 중요한 기능은 종양의 제어이다. 종양은 제어가 되

지 않으면 암으로 발전한다. 면역세포들은 세포의 돌연변이나 외부 이
물질의 침입을 억제하는 역할을 한다. 면역계는 악성 세포 같은 것을 빨
리 인식하지 못하게 되면, 악성 세포는 빠른 증식을 통하여 건강한 세포
사이로 확산된다. 암에는 수백 가지가 넘는 형태가 있는데 그러한 형태
를 가지게 하는 원인에 대해서는 끊임없이 연구하고 논의해야할 일이다.

오래전부터 과학자들은 여러 가지 암은 환경적 요인과 관련이 있음을
알고 있었다. 1775년 퍼시벌 팟트는 굴뚝 검댕의 화학물질이 음낭 피부
암의 높은 발병율과 관련이 있다는 발표를 했다. 데인 야하네스 피비거
박사는 흰쥐에 감염하는 작은 기생충이 흰쥐의 위암을 일으키는 원인을
제공한다는 것을 증명하여 1926년에 노벨상을 받았다. 최근에는 영국의
외과의사인 데니 버킷 박사는 아프리카의 어린이에게서 볼 수 있는 턱
종양과 종양의 원인이 되는 미생물과의 연결고리를 발견했다. 그 후 여
러 학자들의 연구로 엡스타인-바 바이러스도 종양을 일으킬 수 있다는
사실을 발견하기에 이르렀다. 200년의 세월에 걸쳐 이루어진 이들 세
사람의 연구에서 화학물질, 기생충, 바이러스 등은 암을 일으킬 수 있는
요인이라는 증거를 볼 수 있다.

암세포는 림프계를 통하여 종양이 발생한 부위에서 다른 부위로 확산
될 수 있다. 암세포는 림프계를 지나가기 때문에 림프절에서 걸리게 된
다. 그래서 심각한 암 수술에서는 조짐이 좋지 않은 림프절은 절제하고

암의 확산을 막기 위해 악성 림프관은 절단하고 묶는다. 그러나 림프관은 체액의 조절에 관여하기 때문에, 림프관이 절단되면 그 결과로 그 부위에 부종이 생길 때가 많다.

영양과 건강

1983년 미 국립과학원은 암 예방을 위해서는 식사를 할 때 적당한 양의 셀레늄, 베타 캐로틴, 비타민 C와 E를 섭취해야 한다고 발표했다. 항산화 성분이기도 한 이런 영양소들은 보통 당근, 케일, 시금치, 방울양배추, 브로콜리, 파슬리, 해바라기 씨, 순무에 많이 들어 있다.

식사와 종양 사이의 관련성에 대한 최근의 연구에 의하면, 지방은 결장암, 유방암과 밀접한 상호관련을 맺고 있다고 한다. 이 연구에 의하면 우리가 섭취하는 지방은 면역계의 많은 기능을 억제하였다. 음식물에 면역계를 자극하는 아미노산인 아지닌을 첨가하면 종양의 성장이 억제된다.

최근 20년 동안의 연구 발표를 보면, 여러 종류의 암은 잘못된 식사에 그 원인이 있다. 식사와 암에 대한 몇 가지의 연결고리를 찾는다면 그것은 영양 결핍과 지방의 구성상태이다. 모두가 그렇다는 것은 아니지만, 식품 첨가물 또한 음식 섭취에 있어서 여러 가지 문제를 낳고 있는데, 화학물질로 이루어진 많은 식품 첨가물들은 최근에 만들어진 것들로서 이들의 장기적인 영향이 잘 검증되지 못하였기 때문이다. 전염병에 관한 연구에 의하면, 십자화과 야채를 많이 섭취하는 사람은 그렇지 않은 사람보다 암에 걸린 확률이 더 낮다. 최근의 연구에 의하면, 버섯균사의 베타글루칸이라는 성분은 항암효과가 있는 것으로 밝혀졌다(영지버섯은 위암을 비롯한 여러 가지의 질병을 치료하는 민간요법으로 사용되어 왔다).

곡물류, 견과류, 콩과식물류도 항암물질을 갖고 있다. 여러 종류의 콩, 특히 대두와 리마콩은 항암효과를 가지는 식물 가운데에서도 그 효과가 특히 크다. 이들 식물들은 발암원이 생성되는 과정을 억제하는 물질들을 가지고 있다.

영양 결핍

면역계가 건강하고 적절한 기능을 하기 위한 필수조건은 영양이 풍부한 식사를 하는 것이기 때문에, 영양결핍이 초래되면 면역계에는 심각한 결과가 초래된다. 영양 결핍이 생기면 인체 면역계의 방어력이 약화되어 병균이 쉽게 인체로 침투할 수 있어서 인체는 돌이킬 수 없는 손상을 입게 된다. 예로, 인체에 단백질이 충분하지 않으면 단백질합성이 이루어지지 않아 항체 수치가 저하되는 결과를 초래한다. 단백질 열량 결핍은 세계적인 특히 후진국에서 발생하는 가장 흔한 영양문제 가운데 하나이다. 아프리카 어린이들에 관한 연구에 의하면, 어릴 때의 영양결핍은 면역 반응 특히 세포매개성 면역반응의 발달장애와 관련이 있는데, 특히 호흡계 및 소화계에서 많이 발생되는 재발성 전염병에 잘 걸린다는데서도 알 수 있듯이 면역반응, 특히 세포매개성 면역반응의 발달에 지장을 초래하게 된다.

영양결핍 현상과 질병의 발생 사이의 순환 고리를 끊기란 아주 어렵다. 비록 아기가 영양이 풍부하지 않은 어머니에게서 태어났다 하더라도, 아기가 영양이 풍부한 모유를 먹는 동안에는 건강하게 성장할 수 있을 것이다. 그러나 그 후 아기가 모유를 먹지 않고 대신 오염된 물로 만든 유아용 조제우유를 먹는다면 그 아기는 자라서 오랫동안 설사와 여러 질병에 시달릴 것이다. 재발성 전염병은 면역계를 쇠약하게 만들어서 또 다른 심한 전염병과 성장 장애, 질병을 겪게 한다.

영양 결핍의 세 가지 형태는 소모증, 단백질열량 부족증, 영양성 성장저하이다. 소모증은 열량 고갈로 인해 나타난다. 이 병을 겪는 사람들에게는 피하지방이 부족하여 근육이 현격하게 쇠퇴된다. 단백질열량 부족증은 단백질을 충분히 섭취하지 못한데 기인하는데 이로 인해 성장저하, 탈모, 피부병이 생긴다. 영양결핍으로 오는 세 번째 현상은 영양성 성장저하나 왜소증인데 이 현상은 어린 아이의 체중이 그 나이에 비례하지 않을 때 발생한다.

영양결핍이 심한 어린이나 어른들을 보면, 흉선 기관이 위축되어 이로 인해 특정 기관의 정상적인 기능을 할 수 없게 만든다. 비장, 편도, 림프절은 모두 면역계의 구성요소이다. 영양결핍으로 인해 이들 장기의 무게가 현저하게 줄어들기도 한다. 의사들은 영양결핍과 각종 암, 신장병, 간질환, 낭성섬유증 사이에는 밀접한 관련이 있다는 것을 점점 더 많이 인식하고 있다. 그러나 영양, 전염병, 그리고 면역기능 사이의 관련성에 대해서는 연구해서 밝혀야 할 것은 아직도 너무나도 많다.

나이와 면역계

노령인구의 비율은 인구집단에서 점점 늘어가고 있으며, 그들의 삶의 질을 향상시키는데 역점을 두고 있다. 오늘날 선진산업사회에서의 가장 큰 문제 중의 하나는 현대생활에 기인하는 여러 가지의 건강문제가 급격히 증가하고 있다는 것이다. 오늘날 노인들에게 영향을 끼치는 주요한 건강문제는 질병 특히 호흡기 질환의 증가이다. 이 현상은 면역 기능의 자연적 감퇴에도 어느 정도의 요인이 있지만 증가하는 환경오염에도 큰 요인이 있다.

정상적인 노화현상과 면역계의 기능은 서로 중요한 의존관계를 맺고 있다. 나이든 노인의 면역 기능은 노화과정에서 서서히 변화된다. 면역 기능의 변화는 실제로 노화과정에 지대한 영향을 끼친다. 노인의 면역 계는 자연스럽게 외부의 항원에 대하여 반응할 수 있는 힘을 잃게 되고, 동시에 자신의 항원, 즉 내부의 항원에 대해서는 훨씬 민감하게 반응한다. 이는 앞부분에서 설명을 한 것처럼 인체에 공격적으로 돌변하는 자가면역반응과 유사하여 면역계가 결국 우리 몸을 배신한 셈이 된다. 이 것은 마치 나이가 들어가면서 면역계가 자기와 비자기의 구분할 수 있는 능력을 잃기 시작하는 것과 같다. 노화가 진행되는 몸 안에서는 면역계 의 파수꾼 역할을 하는 T 세포가 힘을 잃어가기 시작하면서 이전만큼 인 체를 보호할 수 있는 능력이 없어진다. T 세포는 이전만큼 빠르게 비정 상적 세포를 파괴할 수 없다. 우리가 앞에서 살펴보았지만, 면역반응이 느리게 되면 비정상적인 이질세포들에게 빨리 증식을 할 기회를 주게 되 는 것이다. 침입한 병원균을 인식하는 능력이 약화되는 것과 함께 느린 면역반응으로 인하여 노인에게서 더 많은 암이 발생하는지도 모른다.

건강을 지키려면

깊이 있는 연구에도 불구하고, 자가면역질환에 대하여 확실하게 알려 진 것은 거의 없고 그저 부분적으로만 이해되고 있다. 면역계는 인체에 서 정상적으로 발견되는 항원에 대해서는 인식한 다음에 바로 무시하게 된다. 그러나 종종 인식 기능이 제대로 작동되지 않으면, 면역계는 자신

의 세포와 세포조직을 공격하게 된다. 이러한 현상의 유발메카니즘은 T
세포와 관련이 있는 것처럼 보이며, 또한 세균이나 바이러스, 전염병, 독
소, 다량의 항원을 방출하는 세포 조직 손상 등과도 관련이 있다. 면역
계에서의 이런 결함이 왜 발생하는가에 대해 많은 이론은 있지만 아직
확실히 규명된 것은 없다.

   면역계의 약화 요인으로는 유전, 식사습관, 알코올 중독, 노화 등 그
수를 헤아릴 수 없다. 유전과 노화 같은 요인들은 어쩔 수 없다 하겠지
만 그 밖의 알코올 중독이나 영양결핍 같은 것들은 우리가 충분히 막을
수 있다. 면역계가 약화되면 인체는 심각한 위험에 빠지게 된다. 면역
계를 강화하는 가장 쉬운 방법 중의 하나는 필요한 영양소가 골고루 들
어있는 식사를 하는 것이다. 면역계의 세포들이 적절한 영양을 공급받
으면 이 면역계 세포는 암과 바이러스를 공격하여 물리칠 수 있다. 수많
은 연구에서 밝혀졌듯이 식사와 면역기능 사이에는 중요한 연관성이 있
다. 면역계 기능을 향상시킬 가장 중요하면서도 유일한 방법은 바로 식
사습관을 개선하는 것이다.

5장 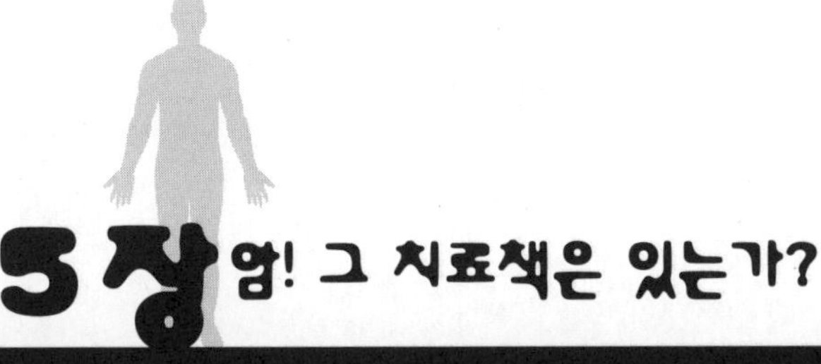암! 그 치료책은 있는가?

오랫동안 과학자들은 인류 역사상 가장 치명적인 질병 중의 하나인 암을 정복하기 위해 수많은 노력을 하였다. 그러나 수많은 시간적 물질적 투자에도 불구하고 진척된 것은 별로 없다. 지금까지의 노력에도 불구하고 계속되는 절망적인 연구 결과 앞에 과학자들은 치명적인 암을 정복할 최고의 희망으로 인체의 면역계에 눈을 돌리기 시작했다.

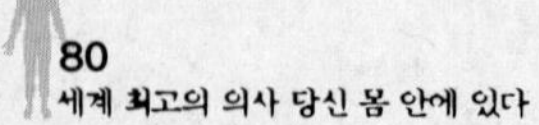

지니는 삶에 대한 대단한 열정을 가진 소녀였지만, 유감스럽게도 죽어 가고 있었다. 11살 된 그 여자 어린이는 어린이가 걸리는 암 중에서 가장 흔한, 조직을 파괴하는 백혈병을 앓고 있었다. 그 어린이는 방사선 치료, 화학요법, 심지어는 복잡하고 고통스러운 골수이식수술을 포함한 수많은 치료를 견디어 냈다. 그러나 담당 의사의 노력과 그 어린이의 믿을 수 없는 용기에도 불구하고 결국 그 어린이는 그 병을 이기지 못하고 끝내는 4년의 투병 끝에 숨을 거두고 말았다.

불행하게도 이 이야기는 지니에게만 국한된 것은 아니다. 암은 수많은 사람에게 영향을 끼칠 수 있는 치명적인 병이다. 잡지나 신문은 암에 대해 종종 다루고 있다. 작년만 하여도 지구상에서 6백만 명이 암으로 죽었고 9백만 명이 암 진단을 새로 받았다. 미국에서는 매 30초마다 새로운 암환자가 생기고 55초마다 암으로 인해 한 생명을 잃고 있다. 암이 끼치는 폐해는 비단 환자 자신이 겪는 육체적인 고통과 여러 가지 형태의 고생뿐만 아니라 가족과 친구에게도 울화의 감정과 정신적인 공황에 빠지게 한다.

암에 관한 여러 연구가 계속 진행 중이고 발전해 가고 있다고 하지만 암환자는 세계적으로 계속 확산되고 있는 추세이다. 암 연구에 관한 엄청난 물질적 시간적 투자에도 불구하고 암은 아직도 완치가 되지 않는 불치의 병이다. 좋은 결과를 얻지 못해 실망하고 있는 과학자들은 보다 개선된 암의 예방과 진단방법을 개발하기 위하여 노력하고 있다. 특히 암에 대한 최상의 희망으로 인체의 면역계에 눈을 돌리기 시작했다.

암이란 무엇인가

암은 하루아침에 생기는 병이 아니라 인체에서 발생하는 관련된 여러 과정에서부터 서서히 생겨나는 것이다. 암은 비정상 세포 또는 변형 세포 하나가 성장해서 발생되는데, 이들 세포는 빠른 속도로 증식되어 온 몸에 퍼져 건강한 세포조직과 인체기관의 작용을 방해한다. 암세포는 정상세포를 압박하거나 침입하여 파괴할 수도 있다. 암세포를 그대로 방치할 경우 인체에게는 치명적이다.

암은 근본적으로 특이한 문제점을 가지고 있다. 인체에 적대적인 파괴력이 다름 아닌 우리 몸에서 시작된 반항적인 세포라는 점이다. 다행스러운 것은 인체의 면역계는 침입자와 맞서 싸울 뿐만 아니라 돌연변이 세포를 추적하여 파괴하기도 한다. 만일 인체가 이런 돌연변이 세포들을 빨리 발견하고 파괴하지 못한다면, 이들은 빠르게 증식하여 건강한 세포사이로 파고들게 된다. 암세포가 증식하도록 내버려 둔다면 이들은 자라서 멍울을 만들고 악성종양을 형성할 것이며, 계속하여 확산된다.

암세포는 날마다 생겨날 수 있는 것이기 때문에, 우리는 항상 면역계를 최상의 조건으로 유지해야만 한다. 면역계는 대개 돌연변이세포가 확산되기 전에 파괴하여 인체를 항상 정상적이고 건강한 상태로 유지한다. 그러나 인체는 영양결핍 현상이 일어나게 되면, 약해지고 질병에 쉽게 걸리게 된다. 약한 면역계는 암과 같은 소모적인 질병은 말할 것도 없고 단순한 감기 하나 퇴치하지 못한다.

암세포는 하나의 세포의 형질이 변한 것으로 인체를 구성하는 많은 세포들이 한 번 만들어진 다음에 별로 분열 성장을 하지 않는데 비하여 세포 분열의 조절작용이 그 기능을 상실하여 무한정 성장하게 된다. 이러한 성장의 결과 비정상적인 멍울 또는 혹이 만들어지고, 여기에서 떨어져 나온 일부의 암 세포는 순환계를 타고 온 몸을 돌아 적당한 장기에서 자리를 잡고 다시 새로운 멍울을 만들게 된다. 우리가 흔히 말하는 암의 전이이다.
이러한 상태에 이르기까지에는 암과 면역계의 끝없는 싸움이 일어나게 되고, 암이 면

세계 최고의 의사 당신 몸 안에 있다

역계를 이기게 되는 경우 암은 마침내 생명을 앗아가게 된다. 그러나 암을 공격하는 면역계의 싸움도 참으로 놀라운 것으로 암덩어리 안에도 이들을 공격하는 세포들이 많이 발견된다. 1980년대 중반에는 미국의 리건 대통령의 주치의였던 스티븐 로젠버그 박사(본서 132페이지에도 그의 실험내용이 소개되고 있다)가 면역세포를 시험관 내에서 활성화 시킨 다음 다시 몸 속에 집어넣어 그 활력을 되살리는 면역활성물질로 그 활동력을 강화한 살세포 치료법(LAK세포치료법)을 개발하기도 하였고, 그 후에 환자의 암 조직에서 발견한 면역세포들이 암 세포에 대항하여 싸우는데 그 효력이 훨씬 강하다는 것을 알게 되고 이들을 암조직 침투 면역세포(TIL)라고 부르게 되었다. 저자가 설명하듯이 수없이 많은 노력에도 불구하고 이렇다할 암의 치료법이 발견되지 못하는 상태에서 동서고금의 치료법을 과학적으로 연구해오던 과학자들에 의하여 이른 바 대체요법이라고 하는 새로운 치료법이 동서양의 관심을 불러일으키고 있다.

암 예방

암을 멀리할 가장 확실한 방법은 예방이며 이 예방 과정의 중심에는 면역계가 서있다. 면역 기능은 필수 영양소를 공급받아 건강할 때는 암 세포를 죽일 수 있는 능력을 가지고 있다. 놀랍게도 식사습관 요인이 암 발생의 50%를 차지하고 있다. 암은 우리가 예측할 수 없거나 피할 수 없는 것으로 생각해서는 안된다. 식사습관은 우리가 쉽게 개선할 수 있는 방법 중의 하나이다.

다음은 면역계와 인체를 건강하게 유지하는데 도움이 될 만한 몇 가지 방법이다.

1. 과일과 야채를 많이 먹고 고지방 특히 육류의 고지방을 줄여라.

2. 하루에 필요한 인체의 열량 가운데 지방 열량을 20% 이하로 제한하라(현재 미국인들 섭취량의 절반가량).

3. 다량의 파이토케미칼이 들어있는 음식물과 같은 보호작용을 가진 음식을 섭취하라.

4. 육체적 활동으로 비만과 관련된 문제를 피하고 알맞은 체중을 유지하라.
건강 음식과 규칙적 운동은 인체 면역계를 건강하게 유지하여 암이 발
생할 확률을 줄이거나 심지어는 아예 없애는데 필요한 탄약을 인체에 공
급한다.

암의 발견

암 예방 뿐만 아니라 암 발견 기술향상도 수많은 목숨을 건져낸다. 암
을 진단하는 대부분의 방법들은 인체에서 최악의 상태로 암이 퍼져있을
때 암세포가 존재한다는 것을 말해줄 뿐이다. 인체에 암이 널리 퍼지기
시작하면, 강력한 치료가 요구되며 암세포 확산을 막을 확률은 크게 줄
어든다. 반면에 암이 퍼지기 전에 발견되면, 효과적인 치료를 할 수 있
는 확률은 놀랄 만큼 높아진다.

예로, 유방암이 초기단계라면 100%의 완치가 가능하지만, 이미 주위
세포조직에 퍼진 유방암을 겪고 있는 환자가 앞으로 5년 더 생존할 확률
은 18%~20%를 넘지 못한다. 초기 단계에서 암을 발견한다면 한 생명을
구할 수 있다. 그러나 그런 치료를 할 수 있는 수준으로 암을 조기에 발
견할 수가 없다는데 문제가 있다.

암을 발견하게 되는 계기는 멍울이나 작은 혹으로부터 시작된다. 일
단 종양을 발견하면 이것이 양성인지 악성인지 그리고 악성이라면 인체
의 다른 부위로 퍼지는 전이성이 있는지 아닌지를 알아야 한다. 의사들
은 먼저 이것을 알고 난 다음에야 치료를 할 수 있다. 암의 실재와 특성
을 발견하는 방법은 다양하다. 그러나 대부분의 치료 방법은 어떤 면에
서 보면 환자를 무력하게 만든다고 볼 수 있는 암에 대한 공격성 시술이
다. 이런 공격성 시술은 현 상태의 암을 인체의 다른 부위로 퍼지게 하

세계 최고의 의사 당신 몸 안에 있다

는 요인을 만들기도 한다. 악성 종양을 치료하는 여러 과정에서 환자를 더 힘들고 고통스럽게 만드는 여러 유해한 부작용이 생겨난다.

　최근 암을 발견하는데 있어서 종양표지자를 사용하여 새로운 방법을 개발하기 시작했다. 이 방법은 혈액을 채취하여 암세포에서 발견되는 여러 화학물질의 치수를 측정한다. 이 측정을 통해 과학자들은 암이 생겼다는 것을 언제라도 정확한 수치로 가리켜주는 종양표지자를 분리할 수 있게 되었다. 이 획기적인 돌파구는 앞으로의 초기 암 발견에 있어서 많은 역할을 할 것이다.

면역계의 세포들은 침입자와 자신의 세포를 세포 표면에 나타나는 분자들의 분포를 보고 인지한다. 암 세포들은 자신들 만이 독특하게 가지는 특유의 분자들이 있다. 이들을 정확히 추적할 수 있다면 암세포를 확인하고 공격하는 일이 어렵지 않을 것이다. 그러나 지금까지 알려진 종양표지자의 종류는 얼마 되지 않는데, 오래전부터 알려져 사용되어 온 대표적인 종양표지자로는 AFP(알파태아성단백질, alpha-fetoprotein)라고 하는 단백질이 있는데, 이 단백질은 태아일 때에 만들어지다가 출생과 더불어 더 이상 만들어지지 않다가 간암이 진행되면서 다시 발견된다. 따라서 이 단백질이 발견되면 간암이 진행되고 있다는 것을 알려준다.

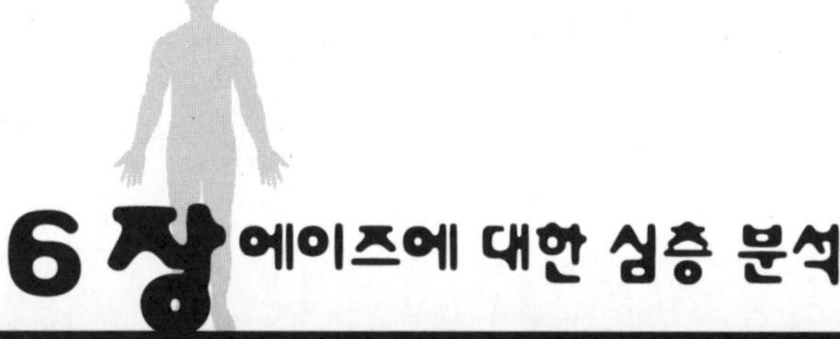

6장 에이즈에 대한 심층 분석

에이즈는 인간의 면역계를 혼동으로 몰아넣는 현대판 흑사병이다. 에이즈는 인체가 인체 자신을 조종하여 파괴하도록 한다. 그러나 HIV(사람면역결핍바이러스) 감염자나 에이즈 환자들에게 있어서 치료의 유일한 대안은 면역계를 건강하게 유지시키는 영양섭취이다. 연구에 의하면 발병하기 전에 풍부한 영양소가 포함된 건강식을 하게 되면 면역계가 강화되어 발병을 예방할 확률이 훨씬 높아진다고 한다.

중세 유럽의 무서운 흑사병을 연상케 하는 에이즈는 분명히 현대 최고의 치명적 질병이다. 대부분의 사람들은 에이즈라는 단순한 말 한마디와 위엄서린 사형선고라는 단어를 동일시한다. 에이즈를 발견한 이래 과학자들은 에이즈환자의 생명을 구할 수 있는 기적과 같은 치료법을 찾아 부단히 노력하였으나 별반 얻은 것이 없다. 오늘날에도 에이즈에 관한 활발한 연구자 계속되면서, 과학자들은 HIV를 강력한 면역계 활동으로 해결할 수 있다는 사실을 하나하나 발견하고 있다.

기만의 연속인 치명적인 게임에서 에이즈 바이러스는 환자의 몸을 망가뜨린다. 이 바이러스가 인체에 들어와서 백혈구를 공격하고 나면, 이 바이러스는 증식하여 바이러스의 숫자를 늘리게 된다. 이 에이즈 바이러스는 위장 단백질을 가지고 있어 바이러스와 싸우는 인체의 방어막인 항체를 혼란시켜 에이즈 바이러스가 인체에 속한 것으로 오인하게 만든다.

브리티쉬 콜럼비아 대학의 제프리 호프만 교수는 위장한 바이러스들은 아군인 백혈구의 표면에 적군의 깃발을 꽂아 항체가 속아서 공격을 하도록 하는 능력을 가지고 있다는 가설을 제시하고 있다. 결국, 인체는 자신과 싸우게 되고 결국 면역계는 적과 아군을 분간 못하는 항체의 먹이가 된다.

바이러스에 감염된 세포나 어떠한 이유로 형질이 변환된 암세포의 표면에는 이러한 변화를 표시하는 분자가 나타나게 된다. 적군의 깃발이라 함은 바로 이러한 분자를 말하는 것으로 비록 자신의 세포였지만 세포 내부에서 일어난 변화의 상징인 이 분자가 나타나면 면역계는 이들을 제거해낸다. 사실 이러한 메카니즘으로 정상적인 세포들만 남을 수 있게 되며, 면역계는 정상상태에서 면역순찰을 하고 있다. 다만, 면역순찰은 세포의 표면에 이러한 변화가 나타날 때까지는 세포 내부의 작은 변화를 알아차릴 수 없어 조기의 해결이 불가능하다.

에이즈 바이러스의 발견

    과학자들과 의사들은 1980년대 초기에 출현한 이 원인불명의 질병으로 인해 한결같이 많은 곤란을 겪었다. 이들은 에이즈의 발병요인을 규명하지는 못했고 단지 전염병의 일종으로 추측만 하였다. 샌프란시스코 의학대학의 바이러스학자인 제이 A. 레비 박사는 1984년 에이즈 바이러스를 분리한 최초의 사람 가운데 하나이다. 그는 어느 개인적인 인터뷰에서 그 잊지 못할 경험담에 대해 말했다. "이 병이 샌프란시스코를 강타하고 있었을 때, 우리는 이미 바이러스를 찾아볼 준비가 되어 있었기 때문에, 우리는 에이즈에 관한 원인규명을 해볼 것인가 하는 결정을 내려야 하였다. 나는 그 병이 병원체에 의해 발생한다고 생각했기 때문에 한 번 도전해 볼 결심을 하였다. 물론 그 당시 어느 누구도 발병 원인을 몰랐다." 레비 박사와 연구팀에게 바이러스를 분리하는데 필요한 장비를 구하기가 쉽지 않았다. "장비는 주위의 실험실에 있었지만 장비가 전염될 것이 두려워 어느 누구도 우리에게 빌려주려고 하지 않았어요." 우여곡절 끝에 장비는 갖추어졌고 레비 박사 연구팀은 1983년말에 에이즈 바이러스를 분리하는 첫 실험을 시작했고 이는 프랑스 팀도 도전한 같은 시기였다. "우리는 1984년 5월 초에 토론토의 한 학회에서 연구 결과를 발표했고 그 해 8월 'Sceince' 지에 이 내용이 게재되었지요." 당시 이들은 계속된 연구에서 같은 과에 속하는 여러 바이러스도 발견하였다. 그 중요한 발견을 시점으로 하여 에이즈에 관한 연구는 비록 환자들의 죽음이 늘어나기는 하였지만, 급격히 늘어나게 되었다. 이 연구자들은 지금은 그 어떤 바이러스보다도 여러 변종 HIV에 대해 더 많이 알고 있다.

> 에이즈는 1980년 미국의 샌프란시스코와 뉴욕의 동성연애자 사이에 발생하기 시작하였다. 두 도시의 중요한 의과대학들은 이들 환자를 치료하지 않으면 안되었는데, 초기에 의사들은 이들이 카포치육종이라고 부르는 일종의 혈관

세계 최고의 의사 당신 몸 안에 있다

종으로 판단하고 있었다. 환자들이 동성연애자에 국한되지 않고 하이티 난민들에게서도 발견되기 시작하면서 발병원인에 대한 과학자들의 고민은 더욱 혼란에 빠지게 되었다. 병의 진행과정에서 도움 T 세포가 바이러스의 공격목표가 된다는 사실을 알게 되면서 초기에는 후천성면역결핍증이라고 이름을 붙이게 되었고, 바이러스가 발견되고 T 세포를 공격하고 있었기 때문에 제3형 T 세포 백혈병 바이러스라고 불렀다. 그 후 프랑스에서도 독자적으로 발견한 바이러스를 림프선 관련 바이러스라고 따로 이름을 지었는데, 후일 국제적으로 같은 바이러스에 대하여 두 가지의 이름이 있다는 것이 과학 발전에 도움이 되지 않으므로 통일하여 사람면역결핍증바이러스(HIV)라고 부르게 된 것이다. 물론 그 후 많은 변종이 발견되었다.

건강한 면역계와 에이즈

레비 박사의 이 발견 이후, 일반적으로 사회에서는 HIV에 감염된 사람들 모두 어느 정도의 시간이 지나면 에이즈로 발전될 것으로 예상했었다. 그러나 전 세계에 걸쳐 여러 환자들이 꼭 그렇지만은 않다는 것을 증명하고 있다. 랍 앤더슨은 HIV에 감염되었으면서도 지금까지 계속 생명을 이어온 100여명 가운데 한 명이다. 앤더슨은 HIV에 감염된 이후에도 건강상 별 탈 없이 지금까지 14년을 살아왔다. 이와 같은 경우는 앤더슨만의 경험은 아니다.

벤자민 웨스트는 결장수술 과정에 수혈을 통해 HIV에 감염되었는데 이로 인해 그는 사형선고를 받은 것이나 다름없다고 생각했다. 그런데 그 후 15년이라는 세월이 흘렀는데도 이전만큼 건강하며 그 어떤 이상이나 면역기능의 저하를 겪지 않았다. 웨스트는 수혈로 인한 에이즈감염에 대하여 검토하고 있던 뉴사우쓰웨일즈 대학의 브렌트 틴달 박사가 관심을 갖게 된 5명의 환자 중의 하나이었다. 자세한 서류검토를 통하여 웨스트를 포함한 5명의 환자는 동일한 혈액 기증자에게 감염되었는데, 헌혈자도 환자들만큼이나 건강한 상태를 유지하고 있었다. 여기에서 한 가지 의문이 제기된다. HIV에 감염된 어떤 환자들은 에이즈를 막아낼 수가 있는 것일까?

과학자들은 이 의문에 대한 답을 찾기 시작했고 에이즈에 관한 그들의 시각을 바꾸었다. 국립 보건 연구소의 루이스 쉬라거 박사는 에이즈 연구는 분명히 진척을 보이고 있다고 하였다. 그는 또 이 질병이 출현한 초기만 하여도 모든 사람들이 이 병에 걸린 사람들은 모두 죽을 것이라고 생각했다고 말했다. 그러나 쉬라거 박사는 HIV에 걸렸으면서도 그 병이 에이즈로 확산되지 않는 사람들에 대해 면밀한 연구를 할 가치가 있다고 보고한 바 있다.

이 병이 제어될 수 있을 것이라는 첫 번째 징후가 나타난 것은 과학자들이 폐에 낭종을 형성하는 폐렴을 발견하였을 때인데, 에이즈 환자의 1/3가량이 이 병으로 죽는다. 과학자들은 새의 결핵균이 감염하여 일어나는 폐의 복합감염 등 에이즈 환자에게 나타나는 여러 가지의 2차 증세를 예방하는데도 어느 정도의 성공을 거두게 되었다.

가장 최근에 이루어지는 연구는 HIV에 감염되었으면서도 에이즈 증세로 발전하지 않은 "건강한" 에이즈 환자들에 대하여 이루어지고 있다. 이 환자들은 대부분 에이즈와 관련된 2차 증세를 보이지 않거나 혹 2차 증세를 보이더라도 다시 회복할 수 있는 환자들이다.

왜 이 환자들이 오랜 기간이 지나도 에이즈 증세를 보이지 않느냐에 대해서는 확실한 설명을 할 수 없지만, 환자들의 면역계 상태와 연관이 있다는 몇 가지 주장이 있다. 그 중 하나로 이 환자들은 원래부터 약한 변종 바이러스에 노출되어 있었기에 인체는 더 위험한 변종 바이러스로부터의 공격을 피할 수 있다는 것이다. 또 다른 가능성은 이들의 면역계가 외부로부터 침입한 바이러스에게 활동의 자유를 주지 않기 때문에 이들이 빨리 돌연변이를 할 수 없게 된다는 것이다. 만약 HIV에 감염되었으면서도 계속 생존해가는 사람들의 인체가 어떻게 바이러스를 제어할 수 있는가에 대해 알 수 있다면, 다른 에이즈 환자들을 치료하는데도 동일한 방법을 제시할 수 있을 것이다.

인간의 면역계에 대해 연구해야 할 것은 아직도 너무 많이 남아 있다. 과학자들은 중요한 정보를 얻기 위하여 외관상 건강해 보이는 HIV 양성 환자들을 일년에 4 - 6회 계속하여 연구하고 있다. 에이즈 출현 이후 생물학과 면역학에서 이룬 많은 발전 덕분에 에이즈 치료에 도움이 될만한 몇 가지 단서를 찾아가고 있다. HIV에 감염된 것으로 추정되는 100만명의 미국인 중 최소한 5%는 결코 에이즈로 발전되지 않을 것이라고 믿을만한 근거를 가지고 있다.

에이즈 환자들을 위한 영양 섭취에 관한 희망

HIV 감염자, 심지어는 에이즈 발병자들에게도 희망은 있다. HIV에 감염된 사람들이 건강에 좋은 영양식과 식사습관을 통해 에이즈 발병을 늦추거나 심지어 에이즈 증상을 아예 없애버릴 수 있다는 여러 가지 청신호가 나오고 있다. 레비 박사는 환자들에게 긍정적인 생각, 충분한 수면, 영양식을 하여 면역계를 강화시키라고 권고한다. '미국간호지' 라는 잡지의 발표에 의하면, 식사 때마다 미량영양소를 섭취한 여러 HIV 감염자들은 그렇지 않았을 때보다 에이즈로 발전될 확률이 더 줄어든다. 이 보고는 희망적인 것으로, 날마다 주요 영양소를 섭취한 HIV 감염자의 30%가 통계학적으로 유의성을 가지면서 그렇지 않았을 때보다 에이즈로 발전될 확률이 더 줄어들었다는 것이다.

　그러나 적절한 영양을 공급받지 못하는 많은 후진국에서는 HIV 감염자와 에이즈 환자가 급증하고 있다.　전문가들은 아프리카에 에이즈가 창궐하고 있는 것은 대부분의 사람들에게 단백질을 통하여 공급받아야 하는 열량이 부족하기 때문이라고 믿고 있다.　단백질열량 영양실조에 걸리면 인체의 림프구 수치는 떨어지고 T 세포 기능이 저하되어 결국 인체는 바이러스를 공격할 능력을 상실하게 된다.

　수많은 증명이 보여주듯이 인체에 적절히 영양을 공급하여 면역계를 건강하게 유지하는 것이 암과 맞서 싸울 수 있는 유일한 대안이자 희망이다.

7장 심장병에 대한 문제 해결

미국인의 사망 요인 1위인 심장병은 사실 예방할 수 있는 병이다. 영양관리는 심장병을 예방하는 데 있어서 아주 중요한 역할을 한다. 콩과 같은 식품은 심장질환 특히 동맥경화증을 예방하는데 특히 유용한 것이다. 건강에 유익한 식품으로 몸에 자양분을 공급한다면 고혈압, 고콜레스테롤, 고지혈의 발생 위험을 줄여주어 우리는 그만큼 심장질환의 위험을 낮출 수 있다.

VA 의학센터의 물질대사 연구팀과 켄터키 대학의 연구자들에 의하면 심장병은 오늘날 선진국에 있어서 사망 요인 1순위이다. 심장병의 세 주요인은 고혈압, 고콜레스테롤, 과도한 지질의 생성이다. 이 세 요인은 심장병만큼 치명적일 수 있기 때문에, 적절한 영양관리와 식사습관을 통해 위험성을 낮추어야 한다.

고혈압 증세

미국의 6세 이상의 인구 가운데 무려 5천만 명 이상이 고혈압 증세를 가지고 있는데 이 중 30%는 자신이 고혈압 증세를 가지고 있는 것조차 모르고 있다. 고혈압은 유전, 염분 과민, 비만, 폭음, 피임약 복용, 운동 부족 등의 다양한 요인으로 인해 생긴다. 심장병은 심각하고 때에 따라선 치명적인 병이긴 하지만 고혈압을 발견하고 혈압 수치를 줄이는 것은 다른 병 치료에 비하면 상대적으로 쉽다.

미국심장협회는 고혈압환자에게 먼저 의사의 지시를 따르고 처방된 심장약만 복용할 것을 권하고 있다. 그리고 거기에다가 식사습관과 생활양식을 바꾸라고 권고한다. 소금 성분을 줄이고 이뇨성분이 함유된 음식-인체의 자연 청소 과정을 향상시키는 음식-을 먹으면 인체에 있는 나트륨과 물의 양을 줄일 수 있다. 몸속에 나트륨과 물이 많이 남아있으면 고혈압이 유발된다.

그리 흔하지 않은 노근과 천궁 뿌리를 비롯하여 쉽게 구할 수 있는 여러 과일과 야채 또한 이뇨성분을 띠고 있다. 우리가 가장 좋아하는 식품 가운데 어느 식품에 이뇨성분이 많은지 알아보려면 이 책 끝부분에 나와 있는 식용식물 개요를 참조하라. 지나친 음주를 금하는 것은 말할 것도 없고 체중과다를 멀리하는 적절한 체중유지, 건강에 좋은 영양식, 규칙적 운동이 혈압을 알맞게 조정하는 최선의 방법이다.

심장에 미치는 콜레스테롤의 영향

고콜레스테롤을 가지고 있는 사람들은 특히 심장병으로 발전될 위험이 있다. 다행히 고콜레스테롤은 미리 예방할 수 있다. 연구에 의하면 과일, 야채, 허브 등과 같이 원래부터 콜레스롤이 낮은 식용 식물은 심장병 발생 가능성을 줄여준다.

콜레스테롤에는 두 가지 형태가 있는데. 저밀도지단백 즉, LDL 그리고 고밀도지단백 즉, HDL이다. LDL이 혈관벽을 파고들면 자유라디칼들이 주위에 모이기 시작하여 LDL은 산화되어 풀과 같이 끈끈한 물질로 변한다. 이 물질은 혈관벽에 축적되어 혈관의 정상적인 혈액 순환을 막는다. LDL이 어떻게 동맥의 흐름을 막아 심장에 손상을 주는지 쉽게 알 수 있다. 반면에 HDL은 혈관벽에 축적된 콜레스테롤을 제거함으로써 LDL의 산화작용에 의한 손상을 치유한다. 이러한 이유로 LDL은 '나쁜' 콜레스테롤로 불리고 HDL은 '좋은' 콜레스테롤로 불리기도 한다.

프리래디컬이라는 말은 과잉의 전자를 가지고 있어 어떤 분자와도 쉽게 결합할 수 있는 상태의 분자를 말하는데, 세포 내에서 물질 대사가 일어나다보면 산소나 질소 분자에 전자가 결합하는 경우가 많다. 이들이 결합하는 분자는 쉽게 산화되기 때문에 결과적으로 세포의 기능을 바람직하지 않은 쪽으로 이끌게 된다. 산소분자가 전자를 하나 가지게 되면 수퍼산소라고 부르며, 두 분자의 수퍼산소는 과산화수소를 만드는데, 이들은 잘 알다시피 소독제로도 쓰일 만큼 다른 분자를 산화시키는 능력이 뛰어나다. 이들은 다시 차아염소산과 같은 강력한 산화제를 만든다. 질소도 한 분자의 산소와 결합하여 산화질소를 만들며 이들도 유사한 작용을 한다. 세포 내에서는 프리래디컬들을 마치 우리들의 생활에서 발생하는 생활쓰레기처럼 인식하고 이들을 제거하고 있다. 비타민 C와 같은 항산화물들이 바로 이들 프리래디컬을 제거하여 세포를 정상적인 상태로 유지하고 있다. 그러나 프리래디컬들의 존재에 의하여 면역세포들이 활성화되기도 한다.

세계 최고의 의사 당신 몸 안에 있다

심장병의 한 형태인 동맥경화는 죽상경화성 플라크의 형성으로 인해 생긴다. 이런 종류의 플라크는 특히 위험한데 그 이유는 불수의근의 근육세포가 플라크 안에서 성장하여 혈관의 모든 흐름을 차단할 수 있기 때문이다. 이런 위험스런 상태는 심장병을 앓는 사람들에게서 흔히 나타나지만 충분히 예방할 수 있다.

블루베리와 자주개자리를 포함한 여러 과일과 야채는 콜레스테롤 수치를 낮추고 죽상경화성 플라크의 축적을 예방하는데 효과가 있는 것으로 증명이 되었다. 과학자들은 이런 식물들이 어떤 성분을 함유하고 있어서 콜레스테롤 수치를 낮추고 그 결과로 심장병의 위험을 떨어뜨리는 강력한 효과를 나타내는지 지금도 계속 연구 중에 있다. 아직 확실한 연구 결과가 밝혀지지 않았지만 한 가지 확실한 것은 채식이 심장을 튼튼하게 한다는 것이다.

혈액순환 장애

심장병은 혈류에 들어있는 다량의 지질이나 지방에 의해서도 영향을 받는다. 콜레스테롤이 동맥의 흐름을 방해하여 심장에 문제를 일으키는 것처럼, 지방도 혈관에서 응고되어 축적된다. 지방은 여러 경로를 통해 인체에 생기게 된다. 우리가 먹는 음식으로서의 지방이외에도 인체도 지방을 생산하기도 한다.

인체는 당분이나 단백질, 탄수화물을 사용하지 않았을 때에는 이들을 지방의 형태로 저장한다. 특정 영양소의 대사과정에서도 과잉의 지방을 생산한다. 탄수화물이 소화가 되면 포도당으로 변하여 혈류로 들어간다. 인슐린은 포도당을 근육세포로 이동시켜 에너지로 사용할 수 있게 하지만, 포도당이 너무 낮은 수준으로 존재하면 췌장은 글루카곤이라 불리는 또 다른 호르몬을 방출한다. 글루카곤은 지방을 근육에서 에너지로 사용되거나 근육에 저장하게 한다. 그렇지만, 혈당이 급격히 높아지면 췌장은 다량의 인슐린을 방출하여 글루카곤과 인슐린 사이의 균형을 깨뜨려 버린다. 그 결과로 인체는 글루카곤보다 더 많은 인슐린을 생산하는데 이로 인해 혈중의 포도당은 지방으로 전환된다. 이렇게 전환된 지방은 혈관 내의 특정 부위에 모여 딱딱하게 굳는다. 당뇨병 환자에게는 특히 심장병이 발생할 위험이 큰데 그 이유는 당뇨병 환자의 몸에서는 수시로 혈당 치수가 높아져 글루카곤과 인슐린 사이의 균형이 맞추어지기 어렵기 때문이다.

많은 식물은 과잉의 지질이 만들어지지 않도록 도움을 주는 파이토케미칼을 함유하고 있다. 선인장은 놀라운 효과를 갖고 있는 영양의 보고이다. 연구에 의하면 선인장은 혈당과 인슐린 수치를 줄이는데 이로 인해 혈류에서 너무 많은 지질이 만들어지는 것을 방지한다.

문제 해결

미국인에게 가장 큰 위협이 되고 있는 심장병조차도 적절한 영양식을 통해 예방될 수 있다. 채식을 하게 되면 다양한 종류의 파이토케미칼을 얻을 수 있다. 많은 과일과 야채, 그리고 허브는 심장병 발생의 위험을 줄일 수 있다. 특히 콩은 심장병 발생 위험을 줄이는데 큰 역할을 하는 것으로 증명되었다.

저지방, 저콜레스텔롤 식품이기도한 콩에는 레시틴과 제니스티인이라는 파이토케미칼이 함유되어 있는데, 이는 여러 단계에서 심장병의 진행을 정지시키는데 유용한 역할을 한다. 콩은 또한 인체에 해로운 LDL 수치를 줄이는 동시에 인체에 유익한 HDL 수치를 높이는 역할을 한다는

세계 최고의 의사 당신 몸 안에 있다

것은 많은 실험을 통하여 증명되었다. 즉, 죽상경화성 플라크 생성을 막아주며 혈액이 엉켜 덩어리가 되게 하는 트롬빈의 활동을 예방한다. 식사에 단순히 콩을 첨가하는 것만으로도 심장병을 예방하는 좋은 방법이 된다.

　면역계 그 자체는 지방, 콜레스테롤, 고혈압과 싸울 수는 없다. 면역계의 영양상태가 양호하고 규칙적인 운동을 한다면 이런 병들을 물리칠 수 있다. 우리가 특정 요인에 대하여 어떻게 할 수는 없다고 하더라도, 심장병은 대체적으로 예방할 수 있다. 식사습관과 생활양식에 주의를 기울인다면 어느 누구나 심장병으로 가는 길을 건강한 삶으로 가는 길로 바꿀 수 있다.

8장 여성 건강의 열쇠를 찾아

세계 인구의 절반 이상을 차지하는 약 40억의 여성은 월경, 임신, 그리고 갱년기의 고통의 겪고 있다. 그러므로 여성들이 건강에 관심을 가지며 예방하는것은 지극히 중요한 일이다. 여성들은 유방암, 임신 합병증, 폐경에 따른 불편,

여성들은 성인으로서의 막중한 책임감과 함께 늘어나고 있는 여러 가지의 건강문제를 감수하여야 한다. 여성만의 능력이라고 할 수 있는 성공적으로 아기를 낳는데도 여성에게는 감염, 질병, 암과 같이 여러 가지의 위험이 따른다. 다행히 점점 더 연구의 폭과 깊이를 더하고 있는 영양 면역학의 덕택으로 우리는 이러한 잠재적 위험과 싸우기 위해 우리들이 할 수 있는 것들을 하나씩 깨닫고 있다.

유방암

다른 호르몬과 같이 에스트로겐도 두뇌로부터 인체의 세포로 화학신호를 전달한다. 인체가 건강할 때에는 에스트로겐 호르몬은 표적세포에 있는 에스트로겐 수용체와 결합하여 그 세포로 하여금 복제를 하거나 다른 기능을 실행하도록 신호를 보낸다. 에스트로겐 결합은 열쇠·자물쇠의 관계와 같아서 특정의 분자들만이 표적세포 표면에 있는 수용체의 틀에 들어맞을 수 있다. 그러나 불행하게도 에스트로겐 수용체의 틀에 끼어들 수 있을 정도로 너무나 유사한 분자들이 적지않게 존재하며 이중 일부는 해롭기까지 하다. 이들은 열쇠와 자물쇠의 관계를 충분히 이해할 수 있을 정도로 똑똑하여 세포로 하여금 빠른 속도로 성장하고 분열하도록 유도한다. 이들 유사 물질은 높은 에스트로겐 수치와 관련있는 암 특히 유방암을 일으키는 실질적 원인이 될 수 있다.

유방암은 미국 여성이 겪는 병 가운데 가장 보편적이면서도 치명적인 병이다. 최근의 통계에 의하면 유방암에 걸릴 위험에 있는 여성은 놀랍게도 8명중 1명꼴이다. 유방암은 35세에서 44세 사이의 여성 사망 원인으로는 1위를 차지하고 미국 전체의 여성 사망 원인으로 2위를 차지한다. 그런데 여성 유방암의 발생 빈도는 각 국가별로 엄청난 차이를 나타내고 있다. 예로, 미국 여성이 유방암으로 사망할 가능성은 일본 여성에 비해 4배나 된다. 이유는 여러 가지가 있겠지만 일본 여성이 미국 여성에 비해 이렇게 낮은 유방암 발생률을 보이는 가장 큰 이유는 식사습관과 관련되어 있다고 볼 수 있다. 좀더 구체적으로 이야기하면 암 발생을 억제하는 동양식 전통인 콩의 소비와 관련되어 있다는 것이다.

여러 식품에는 다량의 식물성 에스트로겐을 함유하고 있다. 이 식물성 에스트로겐은 콩류, 허브류, 이소플라본, 그리고 리그난에 많이 함유되어있다. 일부의 이소블라본은 식물성 에스트로겐의 특성을 가져 젖샘 세포에 있는 염색체 물질에 있는 에스트로겐 수용체 부위에 결합하여 유방암 발생 위험을 줄여 준다. 마치 자동차 앞문의 자물쇠에 제 열쇠가 아닌 열쇠를 꽂아놓은 것처럼, 이러한 식물성 에스트로겐은 정말로 암을 일으키는 C-16에스트로겐의 결합을 막는다. 제 열쇠가 아닌 열쇠는 들어가기는 하지만 자물쇠를 열 수는 없다. 자물쇠에 꽂힌 맞지 않는 열쇠는 다른 열쇠를 꽂을 수 없게 한다. 이와 마찬가지로 식물성 에스트로겐을 함유한 이소플라본은 위협적인 C-16이라는 다른 열쇠가 젖샘 세포라는 자물쇠를 열고 세포의 성장을 유도하는 것을 막아준다. 콩 성분은 특히 이소플라본이 많이 함유되어 있는데 날마다 콩 식품을 먹는 여성이 유방암에 걸릴 확률은 그렇지 않은 여성에 비하여 적어진다.

콩 식품에는 제니스티인이 함유되어 있다. 1993년 독일 과학자들은 시험관 실험에서 에스트로겐 의존형 유방암을 막아주는 독특한 이소플라본인 제니스티인을 분리하였다. 다른 식물성 에스트로겐처럼, 제니스티인도 암을 유발하는 C-16 에스트로겐과 경쟁하여 에스트로겐 수용체와 결합할 권리를 위하여 경쟁할 정도로 미약한 에스트로겐과 유사한 활성을 지닌다. 제니스티인은 세포의 증식을 자극하기에는 약하지만 에스트로겐 수용체와 결합할 힘은 충분히 있어서 에스트로겐 의존형 종양이 성장하는 것을 막아준다. 현재 국립암협회의 과학자들은 정제한 제니스티인을 항암제로 사용하기 위해 연구하고 있다. 그러나 일반인들이 취할 대안은 풍부한 콩음식을 많이 섭취하는 것이다.

여러 가지 이유가 있겠지만, 콩에 들어있는 이소플라본은 항암물질로 분류된다. 연구에 의하면 이소플라본은 종양세포의 성장을 유발하는 효소인 타이로신 카이네이즈의 강력한 억제제이다. 이소플라본은 새로운 혈관이 만들어지는 과정 즉, 혈관형성을 억제하는데, 암세포들은 늘어나는 암조직의 영양 공급과 성장을 위하여 늘 혈관을 만들지 않으면 안된다. 이소플라본은 혈관형성을 방해하기 때문에 악성 종양은 더 이상 생존할 수 없다. 그러므로 콩에 들어있는 이소플라본은 이미 존재하던 종양의 치료에도 사용될 수 있다.

게다가 이소플라본은 여성의 생리주기를 늘려주어 유방암을 막아준다. 이소플라본이 본래부터 가지고 있는 항산화 기능은 정교한 DNA 사슬을 공격하여 종양의 성장이 일어나게 하는 프리래디컬을 없애버려 암예방에 큰 공헌을 한다.

나아가 이소플라본은 검증된 면역강화제이다. 미국과 중국의 과학자들은 최근 두 개의 실험을 했는데 그 결과를 보면 이소플라본이 면역 세포의 활성을 증가시켜 암에 의한 위험을 줄여준다. 이 과학자들은 이소플라본의 일종으로 콩에 함유되어 있는 다이드진이 림프구(T 세포)와 대식세포의 활동을 증가시킨다는 것을 발견했다.

또 다른 식물성 에스트로겐의 일종으로, 감귤류 과일에 함유되어 있는 리모닌과 도정하지 않은 곡류에 함유되어 있는 리그난도 악성 종양의 성장을 느리게 하거나 멈추게 하고 심지어는 없애버리는 것으로 나타났다. 실험에 의하면 다양한 여러 식물성 에스트로겐을 균형 있게 섭취하는 것이 한 가지 식물성 에스트로겐을 섭취하는 것보다 더 많은 효과가 있다.

음식에 콩뿐만 아니라 여러 야채를 첨가하면 암을 유발하는 C-16 에스트로겐의 형성을 억제하는데 더 큰 효과가 있다. 1970년대 미네소타 대학의 리 워텐버그 박사는 동물에게 양배추, 브로콜리, 방울양배추, 그리고 콜리플라워와 같은 십자화과 야채를 먹였더니 동물에서 항암 작용을 가진다는 것을 발견했다. 존 미치노비츠 박사는 사람에게 적용하여 실험한 결과, 이런 야채를 먹은 여성의 혈액에서는 "안전한" C-2 에스트로겐 수치가 두 배로 증가한 반면에 암을 유발하는 C-16 에스트로겐 수치는 반으로 줄어들었다. 그 후 국립암연구소가 2백만 달러를 들여 여기에 대한 실험을 하였는데 똑같은 결과를 확인하였다.

엽산과 임신

임신부라면 누구나 태아를 위해 최고의 건강을 유지하기를 원한다. 비타민 B12라고도 하는 엽산은 임신기간 내내 건강을 유지하고 건강한 출산을 위해서 반드시 필요한 영양소이다. 엽산은 브로콜리, 양배추, 콜리플라워 같은 배추류나 로메인 상추, 시금치 같은 잎이 짙은 녹색을 띠는 야채류 등에 함유되어 있다.

엽산이 결핍된 식사습관을 가진 여성은 선천적 결함을 가진 아기를 출산할 위험성을 가지고 있다. 1991년 영국의 학자들은 선천적 결함을 가진 아기를 초산으로 출산한 경험이 있는 여성들이 엽산을 늘려 섭취하였더니 이들 여성 중의 72%가 두 번째 출산을 할 때 선천적 결함을 가진 아기를 출산할 위험성이 낮아짐을 확인하였다. 이 연구 발표 이외에도 산모가 임신 중 엽산이 많이 함유된 자연식품을 먹으면 선천적 결함을 지닌 아기를 출산할 확률이 그만큼 줄어든다는 연구 발표는 수없이 많다.

세계 최고의 의사 당신 몸 안에 있다

선천적 결함을 가지고 태어난 수많은 아기들에 있어서는 정말로 큰 불행이다. 무뇌증과 척추갈림증은 뇌와 척수를 포함하는 신경관결손증이다. 미국의 국립질병통제센터의 추정에 의하면 미국에서는 해마다 2500명의 유아가 이런 결함을 갖고 태어난다. 무뇌증을 가진 태아는 뇌가 발달되지 않아 사산되거나 태어나서 바로 죽는다. 척추갈림증을 가지고 태어난 아기들은 척수 결함을 지니는데 이로 인해 가볍게는 척추만곡으로부터 심하게는 완전마비에까지 이르는 여러 장애가 발생될 수 있다. 척추갈림증을 가지고 태어난 아기들이 성인이 될 때까지 계속 살아가기 위해서는 적절한 의학적 치료가 있어야 가능하다. 이들은 다리 버팀장치와 목발을 필요로 할 것이고 휠체어에 제한된 생활을 하거나 특히 학습능력에 장애를 보일 확률도 훨씬 높게 될 것이다. 척추갈림증을 가지고 태어난 아기들 중 약30%는 심한 정신지체를 가지고 있다.

현대의 많은 여성들은 무의식적으로 엽산을 안 먹고 있다. 어떤 사람들에게 있어서는 엽산의 대사가 정상적으로 일어나지 않기도 한다. 엽산 대사가 비정상적이면 산모에게는 다운 증후군을 가진 아이를 출산하게 만드는 특수한 유전 변화가 온다. 다운 증후군은 세포분열시 염색체가 적절히 분리하지 못할 때 일어난다. 엽산은 염색체가 적절히 분리되도록 도와주는 역할을 하는데 이런 엽산은 임신한 여성이 섭취해야할 필수적인 요소이다. 엽산 대사가 자연스럽게 이루어지지 않는 여성은 임신하기 전과 임신초기단계에 엽산이 함유된 음식을 늘려 섭취해야한다.

엽산은 또한 다른 형태의 선천적 결함을 예방하는데 도움이 된다. 최근 산부인과 연구자들의 연구에 의하면, 임신기간 특히 임신 3개월 동안에 임신부가 엽산을 많이 섭취할수록 그만큼 토순의 아기를 출산할 확률이 줄어든다.

불행하게도 임신부가 자신의 임신을 알기 오래 전부터 태아에게 선천적 결함이 일어날 수도 있다는 것이다. 예를 들면 척추갈림증과 신경관결손은 임신부가 자신의 임신을 알기 전인 임신 3주 내지 4주 사이에 발생한다. 엽산의 효과를 최대한으로 얻기 위해서는 여성은 임신 전, 그리고 임신 1주일 내내 엽산을 섭취해야 한다. 앞으로 임신을 계획하고 있는 가임기의 여성은 식사 때마다 엽산이 함유된 음식을 먹어야 한다.

선천적 결함을 줄이는 엽산의 잠재력은 너무나도 실제적이고 강력하게 때문에 미식품의약청은 식품제조사에게 엽산이 함유된 제품을 더 만들라고 요구하고 있다. 게다가 엽산의 필요성에 대한 놀라운 연구결과로 인해 1992년 미보건성은 가임기의 모든 여성은 날마다 400 마이크로그램을 섭취해야한다고 권고했다. 미식품의약청은 임신부는 날마다 800 마이크로그램을 섭취해야 한다고 권고한다.

엽산은 중요한 성분이지만 엽산 하나만으로는 건강한 아기의 출산을 보장할 수는 없다. 연구에 의하면 엽산을 포함한 규칙적 식사를 하는 여성은 대개 선천적 결함이 없는 아이를 출산하며, 엽산을 포함한 완전한 영양식으로 규칙적인 식사를 하는 여성은 선천적 결함이 없을뿐더러 건강한 아이를 출산한다.

갱년기와 콩

폐경은 여성의 인생에 있어서 중요한 장애물이다. 폐경은 여성이 더 이상의 출산을 할 수 없으며 인생의 새로운 시기를 맞이해야 한다는 것을 의미한다. 미국 여성이 폐경을 맞는 평균 나이는 50내지 52세이다. 미국 여성의 평균 수명이 평균 78세이기 때문에 폐경을 맞는 여성은 폐경기 이후에도 평균 수명의 1/3이상을 더 살아야만 한다. 폐경 이후의 여성이 건강할 뿐만 아니라 정상적인 활동을 계속 유지해야할 필요성을 강조하는 것은 지극히 자연스러운 일이다. 40세 이후의 여성이라면, 폐경 증후군에 대해 어떻게 대처해야 하는가에 대해 신경을 쓰게 된다. 이들 여성들은 생리불순, 열성 홍조, 질건조증, 탈모, 주름, 건망증, 불면증 등의 폐경 증후군으로 인해 매우 불안함을 느낄 수 있다. 이 증상을 덜기 위해 여성들이 사용하는 에스트로겐 대체요법은 난소암과 유방암 등을 일으킬 수 있는 위험한 부작용을 초래할 수 있다. 우리는 이러한 걱정 없이 콩을 이용하여 폐경 증후군 문제를 자연스럽게 해결할 수 있으니 얼마나 다행스러운 일인가?

인체에서의 콩의 역할

미국에서는 갱년기 여성 중 85%가 열성 홍조를 비롯한 여러 폐경증후군을 앓고 있는 반면에 일본의 경우 25% 미만만이 폐경증후군을 앓고 있는데 그 이유는 무엇일까? 과학자들은 그 이유를 콩류를 많이 섭취하는 동양의 음식문화에 있다고 보고 있다.

가장 흔한 폐경증후군 가운데 하나인 열성 홍조는 밤낮 계속 발생하기도 하는데 여성에 따라서 그 강도에는 차이가 있다. 한 연구에 의하면, 12주 동안 식사 때마다 60g의 콩단백질이 첨가된 음식을 먹은 갱년기 여성들은 열성 홍조의 발생 빈두가 확연히 줄어들었다. 특히 그 연구 중의 마지막 12주째에 이르러서는 콩을 먹는 여성들은 일상적으로 겪었던 열성 홍조의 발생빈도가 55%나 줄었다. 전 세계적으로 여러 나라에서 실시한 연구 실험도 모두 이와 같은 연구 결과를 낳았다.

일반적으로 에스트로겐이 감소하면 폐경증후군이 발생하지만, 과다한 에스트로겐도 실질적으로 폐경증후군을 유발하기도 한다. 지방 세포는 에스트로겐이 추가적으로 계속 생산되도록 어느 정도의 역할을 하는데, 에스트로겐의 생산 양은 아직 폐경을 맞지 않은 여성 경우에는 생화학적 되먹이기 메카니즘에 의해 조절된다. 그러나 폐경기 이후의 여성에 있어서는 이 메카니즘은 별 도움이 안되고 반면에 C-16 에스트로겐을 위험한 수치에 이르기까지 만드는데 일조를 한다. 이렇게 과도하게 만들어진 C-16 에스트로겐으로 인해 유방암 발생 위험은 폐경 이전보다 폐경 이후가 거의 2배나 높다. 제니스티인은 암의 원인이 될 수도 있는 에스트로겐의 생산을 조절하여 폐경 이후 증가하는 유방암, 자궁암 등의 암 발생을 방지하는데 도움을 준다.

콩은 인체의 지방 세포 감소와 관련이 있다. 폐경기에 든 51세 여성들에 관해 연구를 했는데, 연구자들이 한 그룹의 여성들에게는 이소플라본이 풍부한 콩을 먹게 하였고 나머지 다른 그룹 여성들에게는 위약을 주었다. 이 실험 결과 콩을 먹은 여성들은 혈압이 낮아져 혈중 지단백 수치는 더욱 안정 되었는데, 이는 인체에 지방 세포가 많이 줄어들었음을 가리킨다.

폐경에 들면 여성의 질벽은 서서히 얇아지고 건조하여져 상처를 쉽게 입을 수 있기 때문에 가렵다거나 그 밖의 증상이 나타나기 쉽다. 콩은 이러한 증상을 완화하는데도 큰 효과가 있다. 1990년 폐경에 든 23명의 미국 여성들을 대상으로 한 실험 결과를 보면, 콩이 많이 포함된 식사를 하면 폐경으로 인한 질 내의 고통스런 증상이 사라졌다. 또한 부작용을 불러오는 호르몬 대체 요법과는 달리 이 실험에서는 어떤 부작용도 발생하지 않았다.

더 밝은 여성의 미래

여성이 폐경 이후에 왜 여러 증상을 겪어야하는가에 대하여 더 많은 연구자 진행되고 있다. 여성에게 있어서 에스트로겐과 관련된 기능이 원활해지려면 인체에는 섬세한 균형이 유지되어야만 한다. 콩에 들어있는 식물성 에스트로겐은 여성이 갱년기를 건강하게 지내는데 필요한 핵심 물질이다.

골다공증과 여성, 그리고 콩

뼈 조직을 약하게 하고 얇아지게 하여 쉽게 골절을 일으킬 수 있게 하는 골다공증은 세계적으로 심각한 문제이다. 그러나 골다공증을 겪고 있는 사람들의 비율은 세계 각 나라별로 수치가 각각 다르다. 미국은 가장 높은 수치를 보이고 있는 나라 가운데 하나인데 미국의 골다공증 환자는 대략1500만 명에서 2000만 명 정도이다.

골다공증은 남녀에게 다 나타나는 병인데 여성에게서 더 많이 발생한다. 실제로 1990년을 놓고 보더라도 골다공증과 관련된 엉덩이 골절 환자 중 2/3가 여성이다. 65세 이상의 여성 중 1/3 이상은 척추 골절을, 또 다른 1/3은 엉덩이 골절을 겪고 있는데 이들 중의 20%는 증세가 심각하다. 여성은 남성보다 최대로 뼈가 성장하였을 때에도 전체의 양이 적고, 폐경 이후 혈청 내의 에스트로겐 수치의 감소로 인한 급격한 뼈 손실을 겪기 때문에 남성보다 골다공증에 걸리기 쉽다. 여성들은 폐경을 겪은 뒤의 처음 10년 동안 본래의 뼈의 15%~50%를 잃어버리는 것으로 과학자들은 추정하고 있다.

해결은 식사습관에서

식사습관과 골다공증 사이에는 명확한 함수 관계가 있다. 콩은 골다공증의 발생 위험을 낮추어주는 중요한 역할을 한다. 칼슘을 많이 함유하고 있는 콩은 뼈 조직이 칼슘을 축적하고 흡수하도록 도와주어 뼈 손실을 최소화 하는데 일조를 한다. 콩에 들어있는 식물성 에스트로겐인 이소플라본은 칼슘이 뼈에서 빠져나가는 것을 막아주며 골밀도를 높여 주기까지 한다.

칼슘의 섭취

골다공증을 쉽게 유발하는 여러 요인으로는 지나친 나트륨 섭취, 음주, 운동부족, 유전, 흡연 등이 있지만, 칼슘 부족은 골다공증의 결정적 이유 가운데 하나이다. 칼슘 결핍 현상은 특히 미국에 흔하다. 많은 미국인들 특히 소녀를 비롯한 여성층이 칼슘 결핍 현상을 가지고 있는데 이들은 1일 최소 미네랄 권장량 중의 66%밖에 섭취하고 있지 않다.

미국인들이 칼슘과 단백질 부족 현상을 많이 보이는 주 원인은 그들의

세계 최고의 의사 당신 몸 안에 있다

식사습관 문화에 있다. 미국인들은 칼슘을 주로 낙농 제품과 협과(莢果) 식물로부터 섭취하고 있지만, 미국보다 골다공증 발생 빈도가 낮은 국가의 사람들은 다량의 칼슘 성분이 들어있는 콩을 많이 먹는다. 칼슘이 풍부한 콩의 중요성에 대해서는 이미 수많은 발표가 있었다. 예로 한 컵의 조리된 콩 음료수에는 175mg의 칼슘이 들어있다. 우리는 식사 중에 단지 콩을 먹음으로써 인체에 칼슘 성분을 늘릴 수 있다.

칼슘의 흡수

칼슘은 인체에 다량으로 들어가기는 하지만, 항상 인체로 쉽게 흡수되는 것은 아니다. 연구에 의하면 콩에 들어있는 칼슘은 다른 식품에 들어있는 칼슘보다 더 잘 흡수된다고 한다. 예로, 콩은 시금치나 비트의 푸른 잎보다도 함유 칼슘 비율이 더 높기도 하며 인체에서의 칼슘의 흡수율도 더 높다. 인체는 놀랍게도 콩에 들어있는 칼슘 성분 중 30~40%나 흡수한다.

칼슘의 보유

칼슘의 섭취와 흡수가 뼈의 건강상태에 대단히 중요함에도 불구하고 몸속에 보유하고 있는 칼슘의 양은 더욱 중요하다고 하겠다. 과학자들의 연구결과에 의하면 동물성 단백질 섭취를 콩 단백질의 섭취로 바꾼 사람들은 소변을 통한 칼슘의 손실을 최소화함으로써 많은 칼슘을 보유한다는 것을 알게 되었다. 예로, 1988년 텍사스대학에 있는 건강과학센터의 연구에 의하면, 자원자들이 식사 때 육류 대신 콩류를 먹었더니 50% 미만의 칼슘만 분비했다. 또 다른 실험에서는 단백질의 유형만 다르게 하여 두 부류의 대상자들에게 각각 똑같은 음식을 먹게 하였더니 콩 단백질을 먹은 대상자는 동물성 단백질을 먹은 대상자들보다 칼슘의

분비가 33% 더 적었다. 우리는 여기서 콩을 많이 섭취하는 것이 인체가
칼슘을 많이 축적하는데 도움이 된다는 것을 알 수 있다.

칼슘의 재흡수

평생 동안 건강한 뼈를 유지하기 위해서는 칼슘의 섭취와 흡수도 중요
하지만, 뼈의 강도를 관장하는 칼슘의 재흡수도 골다공증에 중요한 인자
로 작용하고 있다.

뼈의 재흡수과정에서 뼈는 우선 단순한 단백질로 이루어진 작은 콜라
젠섬유로 부숴지며, 이들은 소변으로 배출된다. 골다공증은 뼈의 재흡
수가 뼈의 생성보다 더 많이 이루어질 때 발생한다. 콩 속에 들어있는
이소플라본은 이 재흡수 과정을 억제하는데 큰 역할을 한다. 연구에 의
하면 제니스티인은 뼈의 재흡수를 감소시킨다. 합성 이소플라본인 이프
리플라본은 뼈의 재흡수과정을 억제하는 효과를 갖고 있는데, 현재 아시
아와 유럽에서 골다공증 치료에 유용하게 사용되고 있다. 콩류에는 제
니스티인이 함유되어 있기 때문에 콩류를 많이 섭취하는 것이 뼈 침식을
방지하는데 큰 도움이 된다.

에스트로겐과 뼈의 유실

갱년기 여성에게 나타나는 에스트로겐 결핍 현상도 골다공증 발병을

좌우할 수 있는 또 다른 원인이 된다. 폐경기 이후의 여성은 뼈의 유실을 방지하기 위해 예전부터 에스트로겐 대체물질을 사용하고 있다. 에스트로겐 대체물질은 인체의 에스트로겐 수용체와 결합한다. 그리하여 이렇게 결합된 물질은 특정 유전자에 영향을 끼쳐 이 유전자를 급격히 증가시킨다. 뼈 조직에는 새로 발견된 베타형의 에스트로겐 수용체가 자리 잡고 있다. 이 수용체는 에스트로겐과 결합하여 뼈 조직을 더욱 건강하고 뼈의 증식을 유도한다. 제니스티인도 에스트로겐과 비하여 전혀 손색이 없을 정도로 베타형 에스트로겐 수용체와 결합하여 뼈 밀도를 증가시킨다. 일리노이주의 과학자들이 실시한 6개월간의 연구에서, 36명의 갱년기 여성이 매일같이 콩에서 추추한 45g의 고단백질을 섭취하였는데 마지막 6개월째에 이르러 이들 연구대상자들의 척추의 골밀도는 2.2%나 증가되었다. 뼈에 있는 미네랄 성분과 미네랄 밀도도 확연히 증가되었다. 호주에서도 이와 비슷한 실험이 있었는데 52명의 갱년기 여성이 12주 동안 45g의 콩가루를 매일 섭취했다. 이들의 요추에서도 뼈 미네랄 성분이 확연히 증가하였다. 이 실험들은 콩 단백질은 난소 호르몬 결핍으로 인해 야기되는 뼈의 유실을 막아준다는 이론을 증명해 주었다. 그러므로 콩류가 많이 포함된 식사는 뼈의 유실을 줄이는데 도움이 된다.

분명히 콩 식품은 골다공증이라고 하는 중대한 문제에 해결책을 제시하고 있다. 칼슘을 많이 함유한 콩은 인체가 칼슘을 더 많이 축적하고 이를 흡수하도록 하여 준다. 콩류에 함유되어 있는 이소플라본은 뼈의 재흡수를 최소화 하여주며, 에스트로겐의 역할을 대신하여 뼈 손실을 줄이며 경우에 따라서는 골밀도를 높여준다.

여성을 위한 식사

여성들은 가정과 사회에서 필수적이고도 특유의 역할을 하고 있기 때문에 여성들의 필요에 맞춘 특수한 식사를 하지 않으면 안된다. 여성은 우리 사회의 힘이며, 변화와 개선의 뒤에 숨은 추진력이다. 그러나 이와 같은 영향력은 거저 얻는 것이 아니다. 극단적으로 말해, 출산능력이 사라졌을 때 일어나는 육체적인 변화에 대해서는 물론이고, 출산을 가능하게 하는 신체의 장기, 출산에 이르기까지의 과정, 그리고 이에 대한 적응은 무언가 해결책을 제시하여야만 하는 독특한 건강문제를 제기하고 있다. 적절한 영양섭취는 이러한 변화가 초래할 수 있는 불편을 예방하거나 완화하는데 큰 도움이 된다. 콩, 십자화과의 야채, 감귤류 과일은 여성과 태아를 질병으로부터 보호하는 역할을 한다는 것은 잘 알려진 사실이다.

8장 새로운 세대의 살인자, 치명적인 바이러스

바이러스는 지구상에 인류가 살아왔던 것만큼이나 오래 전부터 존재하여 왔다. 바이러스의 끈질긴 적응력은 인간의 적응력에 비교하여도 결코 뒤지지 않는다. 지구상에 있는 수천 아니 수만 가지 종류의 바이러스에게는 한 가지 유사성이 있는데 그것은 바로 그들이 기생하고 있는 숙주를 끊임없이 공격하고 파괴하는 것이다. 바이러스는 기생체의 진화역사를 통해 가장 뛰어난 존재이다. 바이러스는 여러 가지 방법으로 인체를 공격하지만, 최후에는 바이러스를 퇴치할 수 있는 희망을 가진 신체의 계 즉 면역계와 맞서게 된다.

1980년대 초, 낸시 잭스는 늘 우주복을 입고 근무하였다. 미 육군에서 근무하는 과학자 낸시의 주된 업무는 에볼라라고 하는 원인불명의 위험한 바이러스로 인해 죽은 원숭이를 해부하는 일이었다. 근무 때마다 입는 그녀에게 생소한 우주복은 그녀를 바이러스 감염으로부터 보호해 준다. 그녀는 안전도 4의 작업실로 들어갈 때마다 항상 마음속에 안전제일을 되뇌며 일을 시작한다. 그녀가 착용한 우주복은 몸을 완전히 감싸고 있으며 장갑은 안전을 위해 세 장의 장갑을 겹쳐 끼게 되어 있었는데 이 장갑의 가장 안쪽은 수술용 라텍스 장갑이고, 중간은 두꺼운 고무장갑, 바깥쪽은 또 다른 수술용 라텍스 장갑으로 구성되어 있다. 낸시는 그녀가 착용한 우주복이나 장갑의 작은 구멍 하나는 삶과 죽음의 차이를 의미하는 것이었다.

안전도 1 수준의 실험실을 보통의 실험실 수준으로 생각한다면, 안전도 2 수준의 실험실에는 조그만 캐비닛 안에서 위험한 실험재료를 다루게 되며 그 캐비닛 안으로는 멸균된 공기가 들어가고 이들은 다시 멸균되어 밖으로 나오게 되어 있다. 즉, 외부와 차단된 작은 공간에만 위험한 생물재료를 놓을 수 있도록 되어 있다는 말이다.

안전도 3 수준의 실험실에는 실험실 전체가 밀폐되어 소독된 공기를 공급하게 되며, 사람들은 마스크를 쓰고 실험복과 모자, 장갑, 장화 등을 착용하고 작업을 하게 된다. 물론 출입과정에서 이들은 모두 소독을 한다.

안전도 4 수준의 실험실에는 사람이 직접 들어가지 않고 원격 조정을 통하여 실험을 수행하거나 아니면 저자가 설명하듯이 우주복과 같이 외부와 완전히 차단할 수 있는 장비를 갖추고 들어가 실험을 하게 되며, 철저한 소독을 하게 되고 사용한 재료는 모두 소각 후에나 실험실 밖으로 나올 수 있다.

그러던 어느 날 뜻하지 않은 사고가 발생했다. 세포조직 샘플을 채취하기 위해 원숭이를 해부하는 도중에, 낸시와 함께 작업을 하던 동료들이 낸시의 장갑에 작은 구멍이 있는 것을 발견했는데 이 장갑은 바이러스로 감염된 혈액으로 덮여 있었다. 낸시는 이것을 본 즉시 글러브를 벗어 소독제로 씻어냈다. 그런데 세 겹으로 된 장갑 중의 중앙에 있는 장갑에도 피가 묻어있는 것을 발견했다. 마음을 더욱 가다듬고 대처해야 할 상황이었다. 그녀는 그녀의 우주복 전체를 소독기로 샤워해 씻어낸 다음 오염제거 지역으로 걸어 들어가 급히 우주복을 벗었다. 낸시는 그녀의 손이 우주복 바깥으로 빠져나왔을 때 경악을 금치 못했다. 피부와 맞닿아 있는 바로 그 장갑도 에볼라에 감염된 혈액으로 덮여 있었던 것이었다. 그녀에게는 지난 밤 야채를 썰다 손을 벤 일이 떠올랐다. 비록 바늘구멍이었다 하더라도 그것은 바이러스가 들어있는 원숭이의 작은 혈액 방울이 칼에 벤 상처 안으로 들어와 그녀를 치명적으로 감염시키기에는 충분히 커다란 구멍이었다. 낸시는 에볼라 바이러스가 혈액에 감염하여 혈액을 응고시킨다는 것을 알고 있었다. 감염의 진행과정에 있어서 첫 단계로 피부는 멍든 것처럼 변하고, 흐늘흐늘해져 쉽게 찢어진다. 장과 눈은 피로 가득히 충혈 되며 검은 액체를 토해낸다. 감염의 다음 단계로 코, 입, 눈 그리고 피부의 갈라진 틈에서 피가 흘러나오기 시작하는데 이것은 죽음이 임박했음을 의미한다. 낸시의 두려움은 극에 달했다.

낸시는 그 마지막 장갑을 소독하여 씻어낸 다음 세면대로 달려가 장갑을 벗어서 그 장갑 안에 누수현상이 있는지에 대해 확인하기 위해 그 장갑 안에 물을 가득 채워 고무풍선처럼 만들었다. 그제야 낸시는 안도의 한숨을 쉴 수 있었다. 장갑에서는 한 방울의 물도 새어나오지 않았다. 평상시와는 사뭇 달랐던 그날, 낸시는 운이 좋았다. 정말로 천만다행한 날이었다.

사비아 바이러스의 연구실 탈출

오늘날의 연구실에서는 엄청난 재앙과 연구자들이 가까스로 살아남는 여러 가지 사고가 발생한다. 1994년 9월초, 예일 대학의 한 연구원은 사비아라고 불리는 브라질에서 처음 발생한 새로운 바이러스에 대해 실험하고 있었다. 빠른 속도로 회전하고 있는 원심분리기 안에서 시험관이 깨지면서 바이러스에 감염된 세포조직이 원심분리기 전체에 흩어졌다. 다행히 그 연구원은 위험하고 치명적일 수도 있는 이 사고에 대해 어떻게 대처해야 하는지 잘 알고 있었다. 실험복을 입고 라텍스 장갑과 마스크를 쓴 후 오염된 모든 표면을 표백제와 소독기구로 닦았고 마지막으로 알코올로 모든 부위를 깨끗하게 닦았다. 그는 이 단계에서 모든 것이 잘 되었다고 생각하였음에 틀림이 없다. 별로 큰 문제가 아니라고 생각하고, 그는 사고 대처 수칙의 마지막 단계를 따르지 않았다. 그는 이 사고를 보고하지 않았던 것이다.

그 예일 대학교의 연구원은 자신이 그 사고로 인해 바이러스에 감염된 사실을 알지 못한 채 보스턴에 있는 친구를 만나러 갔다. 그는 집에 돌아오자마자 곧 아프기 시작하여 열이 거의 섭씨 40도까지 올라갔다. 의사들은 그의 전염병을 치료하기 위해 아직도 시험 중에 있는 약을 사용하기 시작했는데 그때는 이미 바이러스에 감염된 그가 두 어린이와 사비아 감염자를 담당하는 병원 직원 등을 포함하여 거의 100명가량을 만난 이후였다. 다행히 그는 병에서 회복되었고 그가 만났던 사람들에게도 그 어떤 증상도 나타나지 않았다.

바이러스를 연구 실험하는 중에 발생하는 모든 바이러스 유출 사건들이 언제든지 이렇게 다행스러운 결말을 맺는 것만은 아니다. 바이러스를 제대로 다루기가 상대적으로 힘든 나라에서는, 사비아나 에볼라 같은 바이러스가 한 번 발생되면 감염속도는 대단히 빨라 아주 높은 치사율을 나타내는 결과를 초래한다. 낸시 잭스가 연구하던 바이러스와 유사한 에볼라 자이르 바이러스는 너무나 치명적이어서 이 바이러스에 걸리는 사람 중 85% 정도가 목숨을 잃는다. 이처럼 높은 치사율은 HIV와 광견

병의 수준과 같다. 1976년, 수단에서 에볼라 바이러스의 변종이 발생하여 천여 명이 감염되어 그 중 절반인 500명이 목숨을 잃었다. 희귀하고도 치명적인 이런 바이러스들은 여러 곳에서 발생한다. 에볼라 바이러스와 마버그 바이러스는 아프리카에서 발생했고 후닌 바이러스, 마추포 바이러스, 사비아 바이러스는 남아메리카에서 발생했다. 단지 "X" 바이러스라고 불리는 바이러스가 수년전 수단 남부지역에서 발생하여 수천 명의 목숨을 앗아간 다음 사라졌다. 이 바이러스가 또다시 출현할지, 출현한다면 그 시기는 언제인지에 대해서는 아무도 예측할 수 없다.

바이러스의 발생

목숨을 앗아갈 수도 있는 바이러스로부터 우리를 격리시키는 것은 겉으로는 너무나도 쉬워 보인다. 바이러스가 많이 발생하고 있는 아프리카는 우리나라와는 거리가 멀기 때문이다. 그러나 이런 바이러스들이 거리상으로 멀리 떨어진 나라에서만 발생하여 그 나라에만 머무르는 것은 아니다. 그리고 미생물 가운데 바이러스만이 사람의 목숨을 빼앗는 것은 아니다. 최근 미국에는 예전에 존재하던 것에서 개량된 새로운 변종 바이러스와 더불어 새로 발생한 여러 바이러스와 세균이 발생하여 수천 명이 여기에 감염되었다. 이들 미생물 살인자들은 때와 장소, 사람을 가리지 않고 발생한다. 예로, 미국만 하더라도 매년 1,000 건 이상의 말라리아 신환이 보고 되고 있다. 1989년과 1990년에는 미국에 큰 홍역이 발생하여 50,000명 이상이 여기에 감염되었다. 감염된 50,000명 가운데 작은 수치라고도 볼 수 있는 132명이 이 병으로 인해 죽었는데 이는 우리에게 새로운 충격을 던져주기에 충분하다. 게다가 사실상 멸절된 것으로 여겨지는 과거의 질병들이 치료할 수 없을 정도로 높은 내성을 지닌 채 다시 출현하고 있다.

　최근 러시아에서는 850명 이상의 사람들이 콜레라균에 감염되었으며, 우크라이나에서는 디프테리아, 장티푸스, 간염, 탄저병, 살모넬라균이 발생했다.　영국 글루체스터 지방에서의 "살을 파먹는" 세균의 갑작스런 출현이 우리에게 시사하는 것은, 치명적인 새로운 변종 연쇄상 구균-A 의 위험성을 경고하는 것이다.　연쇄상 구균-A 감염으로 인해 미국과 유럽에서는 매년 수천 명이 죽어나가고 있다.

　1994년 신시내티에서 352명의 백일해 환자가 발생했는데, 같은 지역에서 1979~1992년 사이의 13년 동안에 모두 542명의 환자가 발생한 것에 비하면 매우 큰 수치를 나타낸다.　미네소타와 위스콘신에서는 관절염과 비슷한 증상인 라임병이 발생하여 25명이 감염되었고 그 중의 두 명은 죽었다.　별로 해를 끼치지 않을 것 같은 생쥐도 희귀한 한타바이러스를 전염시키는데 미국의 20여개의 주에 걸쳐서 수백 명의 사람들이 이 한타바이러스에 걸려 그 중의 30명은 목숨을 잃었다.　결핵 환자도 1980년대 보다 20% 증가했다.　실제로 캘리포니아의 한 학교에서 400명 이상의 결핵환자가 발생하였는데 이들 중의 한 학생은 폐의 일부를 상실했다.　비록 많은 과학자와 여구자들이 이 말없는 살인자들을 퇴치할 치료책을 발견한다고 하더라도 불가피하게 새로운 바이러스들이 계속 출현할 것이다.

암담한 현실

이 지구상에는 수만 가지는 아니라 하더라도 수천 가지 종류의 바이러스가 존재하고 있는데 이들에게는 하나의 공통점이 있다. 즉 그것은 이들 바이러스가 갖고 있는 치명성이다. 이들 바이러스의 공격 방법은 각각 다르지만 공격목표는 세포, 혈액, 인체 기관 등 한결같이 생명을 유지하는데 필요한 핵심 기관들이다. 나아가서 궁극적으로 이들은 인체를 보호해주고 바이러스와 맞서 싸우는 면역계를 공격한다. 예로, 희귀한 에볼라 바이러스는 면역 세포를 빠른 속도로 죽이며, 한타바이러스는 면역 세포로 하여금 침입한 바이러스를 공격하는 것은 물론 인체의 건강한 세포까지 공격하도록 조종한다.

70여년 전 항생제의 발견으로 과학자들은 전염병에 대한 승리를 선언했다. 그러나 생존을 위협받는 모든 생명체들이 그렇듯이, 세균도 살아남기 위하여 다른 형태로 싸우는 방법들을 배웠다. 그들은 현대 의학의 항생제도 손을 쓸 수 없도록 변이를 일으키게 되었다. 그리하여 역설적으로 바이러스를 퇴치하기 위한 인위적인 시도는 바이러스로 하여금 우리들이 어떻게 하면 바이러스를 막아낼 수 있을까에 대한 이해와 방어 능력을 뛰어넘어 번창하게 해 주고 있다.

면역계에 충분한 영양 공급을

　오늘날의 많은 질병에서 벗어날 수 있는 유일한 진짜 정답은 면역계의
활성화를 통한 자연 치유이다.　그러나 현대인들의 면역계는 이러한 여
러 질병을 물리칠 수 있는 상태를 갖추지 못하고 있다.　환경오염, 무분
별한 항생제의 남용, 방부제가 가득한 식품, 그리고 특히 영양결핍이 면
역계를 여러 질병과 맞서 싸울 수 없는 무능력한 상태로 전락시켜 버렸
다.　면역계는 현대의 질병 그리고 미래에 발생할 질병과 당당히 맞서 싸
워 이길 수 있도록 강화될 수 있다.　바로 적절한 영양식이 구성원들을
강하게 하여 면역계의 기능을 향상시킬 수 있다.　질병과의 전쟁에서 준
비하는 것만이 핵심이다.　이 전쟁에서 우리에게 있어서 가장 필수적인
무기는 바로 충분한 영양이다.　면역계에 집중적인 영양을 공급함으로써
우리는 앞으로 만날지도 모를 질병으로부터 우리의 몸을 최상의 상태로
보호할 수 있을 것이다.

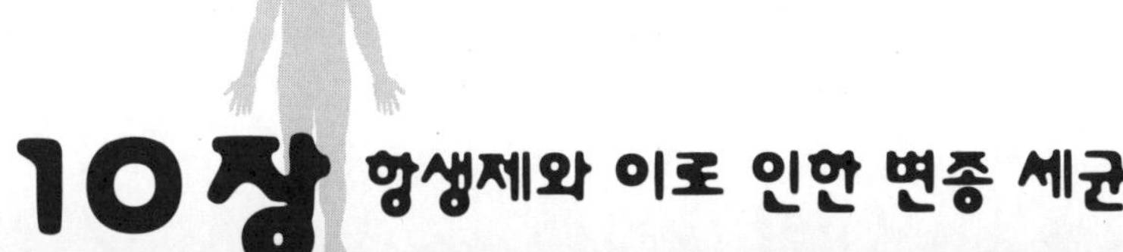

10장 항생제와 이로 인한 변종 세균

심각한 질병에 대한 지금까지의 해결책은 항생제였다. 항생제 사용은 점점 더 많은 세균에 응용되어 왔지만, 항생제의 유용성은 이상하게도 감소하고 있다. 이미 사라진 것으로 치부되어 왔던 세균이 보란 듯이 다시 나타나 활개를 치고 있다. 과학자들은 이 예측할 수 없는 세균과 싸우기 위해 새로운 해결책에 눈을 돌리고 있는데 그 해결책으로 영양공급에 관해 늘어나는 관심을 갖기 시작했다.

세상에 태어나서부터 우리의 인체는 수많은 질병과 싸워왔다. 최근에 아무도 예측할 수 없었던 무서운 일들이 벌어지고 있다. 과거에 우리의 적이던 세균이 항생제에 대해 새로운 내성을 갖춘 채 중무장을 하여 되돌아온 것이다. 우리가 이미 승리했다고 여겼던 세균과의 전쟁은 아직도 끝나려면 한참이나 멀었다.

심각한 문제?

매년 수천 명의 미국인들은 종종 수퍼버그라고도 불리는 항생제 내성을 지닌 미생물이 일으키는 전염병으로 인해 죽어가고 있다. 높은 항생제 내성을 지니는 연쇄상 구균이나 포도상 구균과 같은 새로운 종류의 세균들이 결핵, 폐렴, 수막염 같은 과거의 질병들을 새롭게 변형된 무서운 질병 즉, 예전에 자신들을 성공적으로 박멸하였던 항생제에 대해 갈수록 내성을 확고하게 갖춘 새로운 종의 세균에 의한 질병을 양산해내고 있다.

최근 한 여인이 호흡기와 복부 질환을 치료받는 사이에 폐렴에 걸렸다. 그녀는 담당 의사는 그녀에게서 분리한 변종 세균을 치료하기 위하여 18종이나 되는 항생제를 시험해 보았는데도 겨우 한 종류의 항생제만이 효과가 있었다는 사실을 알게 되면서 자신이 의학적인 시련을 맞이하지 않으면 안 된다는 것을 알게 되었다. 놀라운 사실은 이런 의학적 한계성은 그녀의 경우에만 국한되어 있지 않다는 것이다. 이 새로운 수퍼버그는 의학계에 충격파를 던지고 있다. 로드아일랜드주 미리암 병원에서 근무하는 메디로스 박사는 한 때 세균과 맞서 싸워 물리치기도 한 여러 항생제는 이제 더 심각한 문제만 야기할 뿐 더 이상 제 역할을 하지 못한다고 설명하고 있다.

아틀란타주의 질병 통제 연구소의 전염병 연구 책임자인 제임스 휴즈 박사는 항생제에 대해 내성을 갖춘 세균은 의료적으로나 사회적으로 심각한 건강문제를 불러온다고 경고하고 있다. 그는 또 병원에서 발생하는 전염병에 대해서도 언급하고 있는데, 변이를 일으켜 현대의학에서 사용하고 있는 강력한 항생제의 효과를 피할 수 있게 된 신종세균의 등장이 그 원인이라고 주장하였다.

수퍼버그는 어떻게 출현하였나?

수퍼버그 즉, 항생제에 대해 내성을 가진 영리한 세균은 애초에 전염병을 일으킨 세균들 중에서 약한 세균들을 파괴하기위해 항생제를 사용할 때 만들어졌다. 그러나 일부의 세균은 생존을 위해 진화하고 돌연변이를 했다. 이 소수의 세균은 유전적 변화를 통하여 약물에 대한 내성을 갖추게 되고 결과적으로 인간에게는 치명적이 되는 것이다. 항생제 남용에 대한 주도적 연구자이기도 하며 터프트 대학교 의과대학(Tuft's University School of Medicine)의 교수이기도 한 스튜어트 레비 박사는 그의 저서 "역설적인 항생제"에서 이렇게 말하고 있다. "항생제를 사용한다는 것은 항생제에 저항하는 능력을 가지는 희귀한 변종 세균을 생산하는 꼴이기 때문에 앞으로 우리에게 다가올 몰락의 씨를 뿌리는 것과 같다. 갈수록 이들은 내성을 갖춘 세균으로부터 내성을 갖지 않은 세균에게 심지어는 다른 종의 세균에게도 항생제에 대한 저항력의 특성을 확산시키고 있어 문제를 복잡하게 하고 있다." 수퍼버그는 항생제에 내성을 갖춘 동시에 빠른 번식을 한다. 불과 몇 시간 내에 내성을 갖춘 수천 개의 세균이 만들어질 수 있다.

수퍼버그의 역사

항생제는 1928년 알렉산더 플레밍의 페니실린 발견으로 인해 만들어

세계 최고의 의사 당신 몸 안에 있다

졌는데 당시 이 발견은 수천만 명의 목숨을 앗아가는 여러 질병과의 싸움에서 인류의 승리를 뜻하는 일대 사건이었다. 플레밍의 페니실린 발견 이후 의사들은 흔한 감기에서부터 심각한 호흡기 질환에 이르기까지 수없이 많은 질병에 대해 항생제를 처방해 왔다. 그러나 광범위한 항생제의 사용은 항생제에 내성을 가진 수많은 세균을 생기게 하였고, 이미 사라진 것으로 여겨진 질병들이 다시 출현하게 되었다.

플레밍은 페니실린을 발견하고 인류를 여러 질병으로부터 해방시킨 것으로 알려져 있으나, 사실 플레밍은 페니실린을 발견한 후에도 병을 치료하기 위하여 페니실린을 처방하는 것을 별로 달갑게 생각하지 않았었다. 그 당시에는 플레밍 만이 아니라 많은 의학자들은 외부의 도움 없이 우리 몸 스스로가 질병을 이겨내는 것이 하나님의 뜻이라고 생각하였다. 페니실린은 결국 플레밍의 이웃 실험실의 동료들에 의하여 정제과정을 거쳐 1934년에야 비로소 직접 질병 치료에 사용할 수 있게 되었다. 물론 플레밍은 이 업적으로 노벨생리의학상을 받았다.

여러 질병에 대한 마법의 치료법인 페니실린을 찾아낸 사람이면서도, 플레밍은 놀랍게도 페니실린이 인체에 유해한 결과를 가져올 수도 있음을 예측했다. 그는 페니실린의 오남용은 강력한 내성을 지닌 돌연변이 세균의 발생 및 확산을 가져올지도 모른다고 경고했다. 그는 미생물들이 약물에 저항하는 방법을 알게 된다면, 페니실린에 대한 내성을 가진 수많은 세균이 번식을 할 것이고 이로 인해 페니실린에 저항력을 가지는 변종 폐렴균이 발생할 것으로 내다보았다. 플레밍은 반세기 이전인 1945년에 이 예언적인 언급을 하였다.

불행하게도 의학계는 플레밍의 경고에 귀를 기울이지 않았다. 해를 거듭할수록 의사들은 생명에 위협적인 전염병을 물리치기 위해 한결같이 항생제의 강도와 복용을 늘릴 것을 권장했다. 최근 어느 TV 프로그램에서 수퍼버그에 관한 방송이 있었는데, 항생제는 치료에 과잉 처방이 되고 있으며 동물 사료에도 무분별하게 첨가되고 있어 과학자들이 경고

하고 있는 이러한 행위들로 인해 알려져 있는 모든 의약품에 대해 내성을 지니는 수퍼버그가 생길 수 있다는 것이다. 과학자들도 여기에 관해 인식을 같이하고 있으며 우리가 물리칠 수 없는 새로운 세균이 출현할 수 있다고 경고하고 있다.

새로운 종류의 수퍼버그가 계속 출현하고 있다. 머펫 시리즈를 고안 기획한 유명한 짐 헨슨이 1990년에 약물에 내성을 가진 치명적인 포도상 구균에 감염되어 독성 쇼크 증후군을 앓게 되었다. 그는 병의 진단이 내려지자마자 사망했다. 또한 그 해에 유타주 북부 지역에 사는 한 소녀가 무시무시한 수퍼버그에 감염되었다. 연쇄상 구균의 감염에 의하여 이미 사라진 것으로 여겨지는 류마티스성 열에 걸렸던 것이다. 항생제에 대해 내성을 갖고 있는 그 소녀의 상태는 악화되어 목숨을 건지기 위해 수술을 받아야만 했다.

귓병; 자연 치유의 방법은 없는가?

약물에 대해 내성을 가진 새로운 세균의 발생은 이제는 더 이상 한 두 경우의 이야기만은 아니다. 이러한 세균은 동네 놀이터와 탁아소에서 놀고 있는 전 세계의 어린이들까지도 공격한다. 미국에서만 하여도 의사들은 매년 2,500만 명의 귓병 환자들을 진료한다. 놀라운 사실은 이렇게 귓병으로 고생하는 어린이들을 치료하는데 있어서 항생제는 갈수록 그 효력을 잃어가고 있다는 것이다. 어린이들은 다양한 종류의 약을 처방받는데, 효력을 나타낼 하나의 약제를 찾기 위하여 많게는 8~10가지 종류의 항생제를 투약 받고 있다.

귓병을 앓는 어린 환자들을 치료하는 네덜란드의 한 의사는 전통적인 방법이기는 하지만 새로운 치료방법을 도입했다. 그는 귓병 환자들에게 항생제 대신 진통제와 충혈제거제를 사용하였는데 이것이 치료에 놀라

운 결과를 가져왔다. 그의 환자 중 90% 이상이 단 며칠 만에 귓병이 나
았던 것이다. 이 치료법은 질병을 물리치기 위해 항생제를 이용하지 않
고 자연 치유를 모색하는 연구에 실마리를 열어주었다.

자연 치유의 실마리는 면역계

우리 인체에는 여러 질병의 원인이 되는 수퍼버그와 맞서 싸우는 면역
계가 있다. 무시무시한 수퍼버그를 물리치기 위해 과학자들은 지금까지
면역계의 자연 방어 능력을 약화시킬 수밖에 없는 화학물질을 사용하여
자연의 법칙을 뒤집어 보려는 시도를 해왔다. 우리는 화학물질로 치료
받는 것을 뒤로하고 대신 무가공 식용 식물을 섭취함으로써 우리의 자연
방어기관인 면역계에 영양을 충분히 공급하는데 힘써야 한다. 우리가
면역계를 건강하게 하고 치료보다는 예방에 관심을 갖는다면 우리는 여
러 세기 동안 인간의 생명을 앗아간 여러 질병을 극복할 것이다.

11장 병에 잘 걸리는 사람과 안 걸리는 사람

어느 가정에서 한 어린이가 독감에 걸렸는데도 나머지 식구들은 감기에 걸리지 않은 것을 궁금하게 생각해 본 적이 있을 것이다. 누가 질병에 잘 걸리고 또 잘 걸리지 않는가를 결정하는 여러 요인들은 우리의 통제권 밖에 있지만, 가장 중요한 요인 가운데의 하나인 면역계를 건강하게 유지할 수 있는 것은 우리가 할 수 있는 것이다. 우리 모두는 현명한 영양 선택을 통해 우리의 면역계에 영양공급을 조절할 수 있는 직접적인 통제권을 갖고 있다.

오래전부터 의사들과 과학자들은 어떤 사람들은 병에 걸리는 반면에 어떤 사람들은 건강을 유지할 수 있는가에 대한 의문을 풀려고 노력해왔다. 연구에 의하면 이러한 주요인으로는 환경, 유전, 식사습관, 연령, 스트레스 등을 포함한 여러 가지 요인이 있는데, 과학자들은 면역계를 건강하게 유지함으로써 여러 질병을 예방할 수 있는 강력한 대처 방안이 있다는 사실을 새롭게 인식하고 있다.

생명을 위협하는 여러 질병을 성공적으로 퇴치하는데 좌절을 느낀 과학자들은 이제 질병을 물리칠 대안으로서 인간의 면역계에 관심을 갖기 시작했다. 면역계가 그 기능을 상실하거나 자신까지 공격한다면 인체는 더 이상 적과 싸울 수가 없다. 예로, 수많은 암환자들이 암 자체의 질병뿐만 아니라 2차 감염으로도 목숨을 많이 잃는데, 그 이유는 암이라는 질병과 이를 치료하기위한 화학요법으로 인해 면역계의 면역기능이 너무 억제되어 병원균과 효과적으로 싸울 수 없기 때문이다.

같은 현상으로 에이즈도 전염병과 맞서 싸우는 인체의 면역계를 공격한다. 에이즈에 걸린 환자가 희귀한 암이나 기타 심각한 질병에 걸려 목숨을 많이 잃는 이유가 바로 여기에 있다. 자가면역질환 중 하나인 루프스증도 면역계가 자기 자신에게 공격한 결과로 인해 생기는 질병이다. 그래서 대개 루프스증에 걸렸다는 것은, 인체에 자신의 세포조직과 싸우는 자가항체가 있다는 것을 의미한다. 우리는 여기에서 여러 질병들이 면역계의 기능을 먼저 쇠약하게 만든 후 인체에 주요한 손상을 입힌다는 것을 알 수 있다.

건강한 면역계는 암을 물리칠 수 있을까?

1989년 에드위나 쉬라이버는 암 진단을 받았다. 그녀에게는 기존의 암 치료도 아무런 소용이 없었고 그녀의 암은 점점 악화되어갔다. 악성 흑색종이라고 하는 그녀의 희귀한 암은 팔 안쪽으로부터 입천장에 이르기까지 온몸의 30군데로 퍼져 나갔다. 암은 폐와 편도선까지 번졌고 급기야 입천장 깊숙이 퍼져 음식을 삼키지 못할 정도였다.

국립암연구소의 외과책임자인 스티븐 로젠버그 박사는 에드위나에게 화학요법과 방사선치료는 아무런 소용이 없다는 것을 깨닫고 무모하다고도 할 수 있는 실험을 시도하였다. 그녀의 동의를 얻어 로젠버그 박사는 그녀의 백혈구를 시험관에서 방대하게 배양하여 이 백혈구가 암 종양을 대대적으로 공격하도록 하는 방법으로 그녀를 치료하였다. 그 치료법은 효과를 보았다.

그로부터 2년이 지난 후 로젠버그 박사가 에드위나를 다시 진찰하였는데 놀랍게도 에드위나가 앓았던 암 부위는 간데없고 약간의 흔적만 남아있을 뿐이었다. 그녀의 팔과 입천장 그리고 몇 개의 다른 부위에는 푸르스름한 작은 반점만 남아있었다. 편도선, 유방, 폐, 입천장 그 밖의 다른 곳에 있었던 암은 흔적 자체도 남지 않았다. 쉬라이더의 경우와 같은 성공적 결과는 면역학 분야에 희망을 보여주는 것이다.

이보다 더욱 흥분할 일은, 제임스 디안젤로의 경우에서 볼 수 있는 것과 같이 심각한 중병에도 면역계가 자연적으로 반응할 수 있다는 가능성이다. 1956년 그가 보스턴에 있는 웨스트락스베리 향군병원에 입원했을 때는 이미 위와 간에 암이 꽉 차있었고 림프절에도 암이 생겨나기 시작하고 있었다. 담당 의사들은 그의 위에서 다량의 암 덩어리를 잘라낸 다음 회복될 가망이 없자 그가 편안한 죽음을 맞이할 수 있도록 집으로 돌려보냈다. 그런데 12년이 지난 후 그가 받은 정밀 신체 검사는 그의 몸에서 암이 완전히 사라졌다는 것을 확인시켜 주었다. 이로 인해 의사들은 드문 경우이지만 어떤 환자에게 있어서 면역계는 암 심지어는 에이즈 같은 심한 질병도 물리칠 수 있다는 것을 알았다.

건강한 HIV 감염자들

　수년 전까지만 하여도 대다수의 사람들은 HIV에 감염된 환자들은 오래지 않아 에이즈와 관련된 질병으로 인해 죽을 것이라고 생각하였다. 그러나 최근 의사들의 조사에 의하면 HIV에 감염된 환자들 중 어떤 이들은 이 병에 걸렸으면서도 오랫동안 계속 살아가고 있다.　실제로 100명 가량이 HIV에 감염되었으면서도 오랫동안 에이즈로 증상이 악화되지 않은 채 살아가고 있다.　이러한 사람 가운데 랍 앤더슨이라는 사람이 있는데 그는 이 병에 걸린 이후에도 지금까지 14년이라는 세월을 살아왔으며, 그 동안 그가 앓았던 병으로는 고작 감기나 독감 같은 일상적으로 겪을 수 있는 사소한 것들이었다.　여기에 의문이 생긴다.　어떤 사람들은 에이즈에 대항할 수 있는 반면 어떤 사람들은 빠르게 에이즈로 악화되어 가는 이유가 무엇이냐 하는 것이다.

　현재 많은 과학자들은 에이즈 바이러스에 감염되었으면서도 이로 인해 발생할 수 있는 흔한 2차 감염에 대하여 저항성을 가지는 "건강한" 환자들에 대하여 연구하고 있다.　이들이 왜 다른 사람들과 달리 병에 대하여 저항력을 가지는가에 대한 결론적으로 설명할 수는 없지만, 한 가지 확실한 것은 건강한 면역계는 질병을 물리치는 능력과 관련이 있다는 것이다. 의사들은 저항력을 가진 사람들의 방어세포들이 HIV가 가지고 있는 단백질에 대하여 어떻게 반응하는가를 분석하여 바이러스의 단백질에 대하여 강력한 T 세포반응을 보이고 있음을 확인할 수 있었다.　이는 곧 이 사람들의 면역계 기능이 원활히 잘 돌아가고 있다는 것을 의미한다.

에이즈에 대한 희망으로서의 허브

에이즈 환자들이 겪는 고통은 정말로 무시무시하다. 수많은 에이즈 환자들은 면역계의 기능이 억제되었다는 것을 직설적으로 말해주는 증상인 신경장애라는 문제로 고생하게 되는데, 신경세포들이 비정상적이고 퇴화된 상태에 놓이게 되는 증상이다. 데이빗이라는 에이즈 환자는 항상 손톱이 말라서 빠져버리며 여기 저기 붉은 반점이 생기는 등 고통스러운 상태가 계속되고 있어, 가정의와 피부과의사의 진찰을 받게 되었다. 두 의사는 그에게 별 방법이 없다고 했다. 그러나 이러한 증상은 그의 병의 일부일 뿐이었다. 그로부터 얼마 지나지 않아 한 친구가 그에게 한방(chinese herbs)을 생각해 보자고 하였다. 한의사(herbalist)는 그를 진찰하고 난 후 여러 종류의 허브를 섞어 차를 만들어주었다.

허브차를 1년 동안 계속 마신 데이빗은 그 이후 더 이상의 에이즈 감염 증상으로 고생하지 않았다. 붉은 반점은 완전히 없어졌고 손톱도 본래의 모습을 되찾았다. 그는 더 이상 신경장애를 겪지 않았다. 게다가 HIV가 새로운 세포를 공격할 때만 생기는 P24 항원 치수도 이전의 500 이상에서 120으로 극적으로 줄어들었다. 데이빗의 강화된 면역계는 약화된 면역계를 가지고 있는 사람들을 주로 공격하는 질병들을 물리쳐 주었다. 그가 먹은 허브는 에이즈를 치료해주지는 못하였지만, 에이즈와 관련된 여러 증상을 없애는데 많은 도움이 되었다.

현재 에이즈 환자를 대상으로 한 허브를 사용하려는 노력은 바로 앞에서 언급한 경우보다 더욱 광범위하게 이루어지고 있다. 오레곤주의 포틀랜드에 있는 전통 의학 연구소가 약 1,300명의 환자를 대상으로 실험을 한 결과, 한방은 HIV의 증상을 약화시키고 에이즈로 악화되는 속도를 늦추는데 효과가 있음을 보여주고 있다.

건강한 면역계를 회복하기위해

　어떤 사람들은 건강하기만 한데 왜 어떤 사람들은 여러 질병에 걸리는 것일까? 바로 면역계의 건강이 대단히 중요하다는 것은 분명하다.　다행히도 우리는 영양이 풍부한 허브나 음식을 먹음으로써 우리의 면역계 기능을 향상시키고 강화시키고 보강시킬 수 있다.　앞으로 언젠가는, 그 날이 빠를수록 좋겠지만, 모든 질병들은 완전히 퇴치될 것이다.　그렇지만 지금으로서는 예방책만이 우리가 건강을 지킬 수 있는 가장 현명하고도 확실한 길이다.

세계 최고의 의사 당신 몸 안에 있다

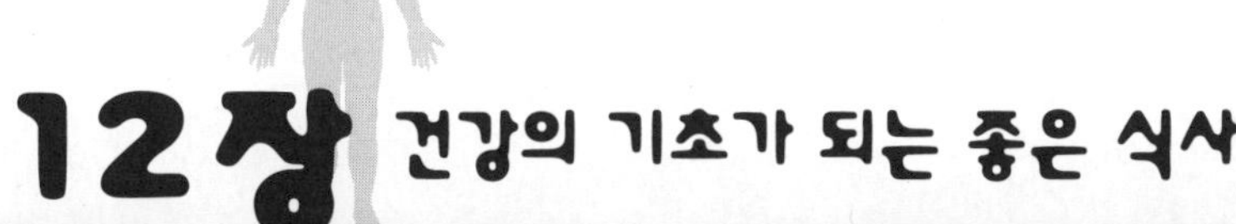

12장 건강의 기초가 되는 좋은 식사

우리 모두는 먹는 것을 좋아한다. 문제는 우리의 식사습관은 우리가 생각하고 있는 것보다 우리의 건강에 많은 해를 끼치고 있다는 것이다. 고지방, 고열량의 음식을 먹으면서 기적의 다이어트 약을 찾아 헤매면서, 미국인들은 건강하지 못한 식사습관을 형성하였으며, 매우 위험스런 결과들이 나타나고 있다. 체중과다로 인해 자신감을 상실하거나 심장병, 암 같은 무서운 질병이 발생하는 이유는 바로 이러한 잘못된 식사습관 때문이다. 잘못된 식사습관을 깨닫지 못한 채 편리함만 추구한다면 우리의 건강과 행복에는 그만큼의 대가를 치러야 할 것이다. 이제는 바야흐로 우리의 식사습관에 대해 심각하게 고민해야

세계 최고의 의사 당신 몸 안에 있다

　정성이 담긴 베이컨에 달걀, 그리고 바로 내린 따끈한 커피는 이미 미국인들의 아침식사로서의 상징이 되어 버렸으며 오늘날에도 많은 미국인들은 이런 식으로 아침식사를 한다.　이런 고지방, 고열량의 식사는 점심에도 계속 이어지는데 점심의 주된 음식은 주문하자마자 나오는 햄버거와 튀김이다.　이상적인 저녁메뉴에는 스테이크, 불고기구이, 디너 롤, 소스를 바른 야채, 그리고 지방분이 많고 단맛이 그득한 디저트가 포함되어 있을 것이다.　이런 메뉴의 식사에 만족할지는 모르겠으나, 이런 음식에는 영양적 가치가 별로 없고 다량의 지방과 콜레스테롤이 들어있어 미국인들은 자신들의 건강에 대해 그만한 대가를 치르지 않으면 안 된다.

　일반적으로 미국 남성들은 매일 800mg 이상의 콜레스테롤을 섭취하며, 매일 필요한 열량의 50%는 지방으로부터 얻게 된다.　이는 하루 300mg의 콜레스테롤의 섭취와 일일 필요한 열량 중 지방으로부터는 20%정도를 얻도록 하라는 권장량과 비교해보면 매우 놀라운 수치이다. 미국 남성들은 또한 심장 부위에서 느끼는 고통이나 계단을 몇 층 오른 후에 생기는 과도한 숨가쁨 현상들을 종종 등한시 한다.　또한 미국 남성들은 스트레스와 피로를 종종 느끼지만 이 현상들은 현대인들에게는 불가피한 것으로 간주한다.　불행하게도 전형적인 미국남성들은 그들의 식사습관이 얼마나 그들 인체의 면역계를 약화시키는지에 대해 생각조차 하지 못한다.　이들의 잘못된 식사습관이 계속 이어져 미국인들의 건강은 이제 심각한 국면에 접어들었다.

지방이 많은 음식이 우리의 건강을 해친다?

　먹는 것이란 인생에 있어서의 즐거운 삶의 일부분이지만 하나의 문제가 있는데 그것은 우리의 먹는 음식이 우리를 죽일 수도 있다는 것이다. 미보건성에 따르면, 미국인의 사망 원인 중 잘못된 식사습관에 의한 영양결핍이 2위를 차지하는데 이로 인해 매년 30만~40만 명이 죽어간다. 영양결핍은 여러 가지의 주요 질병의 원인이 되는 동시에 우울증, 피로, 소화불량 등의 흔한 건강문제를 동반한다.

영양 문제는 최근에야 이르러 의사와 환자 사이의 주요 상담내용의 일부분이 되었다. 영양결핍은 무수히 많은 건강상의 문제를 일으키고 있다. 구루병이나 괴혈병 같은 질병들은 풍부한 영양소를 얼마든지 구할 수 있는 산업화된 국가에서는 사실상 그렇게 알려진 병은 아니다. 불행하게도 우리는 반대쪽의 극단에 와 있다. 선진국에서의 여러 건강 문제는 지나치게 많은 음식 특히 기름기가 있는 음식으로 인해 야기된다.

늘어나는 연구 발표에 의하면 강한 면역계는 영양이 풍부한 식사에 의해 만들어진다. 영양결핍으로 인해 우리는 전염병에 쉽게 걸릴 뿐만이 아니라 이들 전염병의 강도와 발생빈도는 더욱 높아지고 이로 인한 인체의 치유에 소요되는 시간도 늘어난다. 질병과 영양은 상호 밀접한 관련이 있다는 사실은 그리 새로운 내용이 아니다. 그러나 우리는 우리가 알고 있는 수준만큼 식사습관 문화를 개선하는데 우리가 너무 느린지도 모르겠다. 아마도 장기적인 의미에서의 건강보다는 순간의 만족이 훨씬 더 와 닿기 때문일 것이다.

우리는 건강에 해로운 식품을 가까이 하기 때문에 거기에 대한 대가를 치르고 있다. 그 대가로 일반적인 건강상의 문제는 물론이거니와 심하게는 심장병이나 고통스런 암이 발생하고 있다. 그러나 우리가 식사습관의 개선에 조금만 노력을 기울인다면 우리를 괴롭히는 수많은 질병들은 크게 줄어들거나 사라질 수도 있다.

세계 최고의 의사 당신 몸 안에 있다

비만과의 전쟁

우리는 수많은 음식들을 즐겨하지만 우리 사회는 체중감량이라는 강박관념에 사로잡혀 있다. 길거리의 가판대에서 쉽게 볼 수 있는 수많은 잡지들은 날씬하고 미끈한 여성이나 잘 다듬어진 근육질의 남성을 표지 모델로 하고 있다. 방송매체 또한 이러한 양상을 띠고 있어 수많은 여성들과 남성들은 그들의 육체적인 외모에 대해 절망하게 된다. 불행하게도 날씬해야 한다는 강박관념에 사로잡히면 이들은 일시적으로 유행하는 다이어트법과 체중을 줄여준다는 속임수에 빠지게 된다. 다이어트약과 식욕 억제제는 그 효과가 의심스러울 뿐만 아니라 미처 생각지 않은 많은 위험성을 가지고 있다.

한 여성이 체중감량을 위해 피우던 담배를 끊고 대신 다이어트 약을 먹기 시작했다. 이 여성이 먹고 있던 약에는 페닐프로판올아민(phenylpropanolamine; PPA)이라는 성분이 들어있었는데 이 성분은 그 밖의 수많은 인기 다이어트 약에 들어있는 주된 유효성분이다. 조금이라도 더 빨리 체중을 줄이기 위해 그녀는 권장량보다 늘 두 알을 더 먹었다. 그러나 그녀는 의도했던 체중감량 대신에 뇌일혈로 쓰러졌다. 너무나 애석하게도, 이런 경우는 그녀의 일만은 아니며, PPA의 부작용이 자주 발생하고 있다는 것을 말해주고 있는 것이다.

PPA 성분이 들어있는 약을 카페인과 함께 들면 그 부작용은 두 배 또는 세 배나 증가한다. 다이어트 약을 먹을 때 마다 습관적으로 다량의 다이어트용 콜라와 함께 먹던 한 젊은 여성이 어느 날 갑자기 쓰러져 결국 뇌일혈로 남편에게 안긴 채 죽은 일이 발생했다. 그들은 결혼한 지 8주 밖에 안 된 신혼부부였다. 그녀의 남편은 아직도 그녀가 다이어트 약만 먹지 않았더라면 죽지 않았을 것으로 확신하고 있다. 시신을 부검한 결과 그녀의 혈중에서 PPA가 검출되었다.

　의학계는 오랫동안 PPA의 폐해에 대해 알고 있었다. 체중감량에 전문가로 존스홉킨스 대학의 교수인 태디우스 프라우트 박사는 PPA가 끼치는 여러 가지 영향에 대해 20년이 넘도록 연구해왔다. 그에 의하면, PPA는 맥박수가 늘어나게 하고, 심장발작을 유도하며, 호흡이 빨라지고, 머리가 예민해지는데, 과다하게 먹을 경우 뇌일혈, 졸도, 심장 마비를 불러온다. 독극물통제센터의 발표에 의하면 PPA로 인해 발생하는 부작용이 매년 44,000건이나 된다. 한 의학 잡지는 PPA로 인해 생긴 142가지 이상의 부작용에 대해 언급한 적도 있다.

구아검과 그 밖의 의심스러운 식품들

　많은 사람들이 체중감량을 위해 위험성을 내재하고 있는 다른 제품들을 사용하고 있다. 예로, 구아검은 전통적으로 음식을 쫄깃쫄깃하게 하기 위하여 소량 이용되는 수용성 식이섬유소이다. 그러나 구아검을 다량으로 먹으면 위장 안에서 부풀어 올라 포만감을 느낀다. 많은 회사들은 구아검은 굳이 다이어트를 하지 않아도, 기를 쓰고 운동을 하지 않아도, 실제로 지방, 군살, 그리고 튼 살을 없애준다고 주장하고 있다. 구아검 제품이 체중감량에 도움이 된다는 증명은 아직까지 그 어디에서도 찾아볼 수 없고, 연구에 의하면 오히려 인체에 부작용을 불러오는 것으로 나타났다는 것은 별로 놀라운 일은 아니다.

　미식품의약청은 구아검이 들어있는 제품을 먹고 식도 장애를 일으킨 17건 중에 한 경우는 목숨을 잃었다고 보고한 적이 있다. 구아검은 위에서 젤을 형성하기도 하여 일부 영양소가 위장에서 흡수하는 것을 방해하기도 한다. 팽창성 식품, 전분 차단제, 성장호르몬 분비 촉진제, 당분 차단제는 모두 체중감량을 위해 비슷한 목적으로 만들어진 제품이다. 그러나 이 제품에도 문제가 있다. 이 제품들은 약속한 결과를 가져오지도 못할뿐더러 경우에 따라서는 인체에 해를 끼치고 있다.

에페드라: 순천연의 옷을 입은 늑대

손쉽게 구할 수 있는 다이어트 약의 부작용을 경함한 많은 사람들은 이제는 그 대안으로 이른바 "순천연 제품"이라는 체중감량제에 안심하게 되었다. 건강잡지들은 종종 체중감량 제품이 한결같이 "순천연 제품"으로서 물질대사를 크게 향상시킨다거나 열량을 태워 없애준다거나 또는 에너지를 향상시켜 준다고 광고하고 있다. 그러나 이러한 광고들은 제품 사용으로 인한 위험성을 소비자에게는 말하지 않는다. 이른바 천연 제품이라는 이들 다이어트용 제품에 들어있는 주된 성분은 마황(에페드라)이라는 식물에서 채취한 에페드린이다. 미식품의약청 위원회의 위원장인 데이빗 케슬러 박사는 에페드린 성분이 고혈압, 빠른 심장박동, 신경손상, 근육 손상, 기억력 감퇴, 정신이상, 뇌일혈과 같은 증상을 일으킨다는 보고가 있기 때문에, 시중에서 판매되고 있는 마황이 들어있는 제품에 대해 조사를 벌이고 있다고 인정하였다.

에페드린은 자연스럽게 체중을 줄일 수 있는 기적의 약초라고 입을 모았었지만, 많은 사람들은 바로 이 천연 체중감량 보조제가 여러 가지 심각하고 심지어 생명을 위협하는 많은 부작용을 지닌 위험스런 약이라는 사실을 깨닫지 못하고 있었다. 에페드린은 심장을 자극하여 심박출량을 증가시키고 혈압을 높이고 뇌와 근육의 혈액 순환을 증가시키지만, 내장과 콩팥의 혈액순환은 감소시킨다. 에페드린은 또한 불면증, 정서불안, 초조감, 심지어 심각한 정신이상증세를 일으키는 것으로도 알려졌다. 과거 수년 동안의 연구에 의하면 에페드린이 함유된 제품을 먹으면 뇌출혈, 심지어 암을 비롯한 여러 해로운 부작용이 생길 수 있다.

열량 계산

"먹은 대로 표시가 난다"는 옛말은 딱 맞는 말이다. 연구 결과에 따르면, 열량을 줄여 음식물을 섭취하면 체중을 줄이는 것은 물론이고 실제로 수명을 연장할 수 있다고 한다. 만약 당신의 체중이 과다체중이라면 하나 이상의 만성질환에 걸릴 확률이 높아진다. 비만은 항상 고혈압, 고지혈, 고콜레스테롤, 심장병, 발작, 당뇨 등의 원인이 된다. 이러한 질병들을 멀리하려면, 우선 적정한 수준의 체중을 유지하는 것이 중요하다.

우선 체중을 줄이기 위해서는 우리의 몸이 날마다 요구하는 에너지보다 더 적은 열량을 섭취해야 한다. 이를 위한 가장 좋은 방법은 상대적으로 열량이 더 적게 함유된 식품을 선택하는 것이다. 필요한 열량을 단지 "스니커 바"나 "엠엔엠"으로 채워도 체중을 줄일 수는 있겠지만, 몸이 요구하고 있는 것보다 적은 열량을 공급할 때에는 섭취하는 열량을 질의 열량으로 만들지 않으면 안 된다. 이 말은 곧 먹는 양을 바꾸라는 것이 아니라 먹는 음식 자체를 바꾸라는 말이다. 우리의 식사습관을 개선하는 것이 성공적인 다이어트의 열쇠이다. 이는 그리 쉬운 일은 아니겠지만, 그만한 가치가 있는 일이다.

우리는 열량과 영양분을 보다 정확히 구분할 필요가 있다. 우리가 섭취하는 음식물들은 나름대로의 열량을 가지고 있고, 하루에 필요한 열량을 공급하고 있다. 그러나 필요한 열량을 다 채웠다고 해서 몸이 건강할 수는 없다. 몸을 구성하고 있는 세포가 증식하고 세포들의 기능을 위하여 필요한 영양소를 찾다보면 꼭 필요한 원소가 빠질 수도 있다. 균형 잡힌 섭식은 우리 몸에서 필요로 하는 모든 영양소를 제대로 공급할 수 있는 식사를 의미한다. 다른 영양소가 다 있어도 필요한 하나의 영양소가 빠지면 당연히 결핍현상이 나타나게 된다. 이를 가리켜 "최소의 법

세계 **최고**의 의사 당신 몸 안에 있다

열량을 줄이는 식사습관이 실제로 수명을 늘릴 수 있다는 것이 과학자들의 연구에 의하여 증명되기 시작하고 있다. 수많은 과학연구에서 영양이 풍부하면서도 열량이 적은 음식만 먹은 생쥐들이 먹고 싶은 대로 먹은 생쥐들보다 현저히 오래 살았다는 것을 증명하고 있다. 먹는 것에 제한을 받지 않은 생쥐들이 만족할 때까지 마음껏 음식을 즐겼는지는 모르겠지만, 제한된 열량을 공급받았던 생쥐들은 15~50%나 더 오래 살았다.

터프트 대학교의 인체영양연구소에서 시행한 비슷한 실험도 저열량 섭취가 프로스타글란딘 E2(PGE2)를 덜 생산하게 한다는 것을 확인하였다. 호르몬과 비슷한 이 물질은 면역기능을 억제하기 때문에, PGE2가 몸속에 적게 있다는 것은 면역계의 효능이 실제로는 신장될 수 있다.

미식품의약청의 독극물 연구소의 안젤로 터터로 박사도 영양이 충분하면서 열량이 낮은 식사는 인체 모든 장기의 세포조직 퇴화를 확연히 감소시킨다고 하였다. 열량을 줄여 섭취하면 인체는 영화 등에서 볼 수 있는 슬로우모션 상태로 바뀌어 노화를 비롯한 인체의 모든 과정은 그 진행 속도가 느려진다.

열량이 낮으면서도 영양이 풍부한 식사를 할 수 있는 가장 손쉽고 효과적인 방법은 채식을 하는 것이다. 콩은 열량이 낮으면서도 영양이 풍부한 완벽한 예라고 하겠다. 콩은 육류보다 두 배나 많은 단백질을 함유하고 있지만 열량은 육류의 절반밖에 안된다(육류보다 지방이 적기 때문에). 콩은 저지방과 저열량 식품이면서도 인체에 충분한 단백질을 공급해 준다. 허브와 식용 식물은 이 지구상에서 구할 수 있는 식품 가운데 가장 활용도가 높고 완벽한 영양의 보고이다. 또한 이 지구상에는 모든 생명체에게 영양을 공급해주기에 충분한 야채가 있다.

동양의 식사습관에서 배울 점

1970년대와 1980년대에 걸쳐, 중국 음식은 기가 막힌 맛뿐만이 아니라 항상 야채가 적절히 들어가 있다는 점이 특히 강조되어 세계적으로 주목을 받았었다. 중국인들은 우리가 지금 깨닫기 시작한 것들 즉, 곡물류, 과일, 야채, 기타 식물과 같은 식물류가 많이 들어간 식사가 인간의 건강을 책임지는 가장 확실한 보증수표라는 것을 훨씬 오래전부터 알고 있었던 것이 분명하다.

일반적인 중국인들의 음식을 보면, 육류는 야채보다 상대적으로 적은 양을 쓰고 있는데, 드물게는 메인코스로 요리되기도 하지만 아마도 특유의 맛과 향을 첨가하는 정도로만 사용되고 있다. 대신 야채와 과일의 소비는 대단히 많다. 허브는 비타민, 미네랄 등의 영양 가치를 지닌 식물로서 하나하나가 과일이나 야채만큼의 영양가를 가지고 있는 것으로 인정받고 있다.

채소를 기본으로 하는 식사의 결과는 어떨까. 중국 남자들의 심장병 발병률은 미국 남자와 비교하면 1/10밖에 안된다. 중국여성들의 유방암 사망률은 미국여성의 사망률에 비하여 1/6밖에 되지 않는다. 이와는 대조적으로 미국인들은 10명 중 8명꼴로 살아가는 과정에서 언젠가는 암이나 심장병을 앓게 된다.

중국인들이 즐겨 마시는 우롱차에는 콜레스테롤과 결합하여 이들의 흡수되는 것을 막아준다. 그렇게 기름진 음식을 먹으면서도 살찌지 않는 이

건강법은 있는가?

체중을 줄이고 건강을 유지할 방법이 있다. 우리가 적당한 체중을 유지하기 위해서는 가장 고려해야할 사항은 영양의 균형이다. 인체는 인체기관을 유지하고 에너지를 만드는데 필요한 적절한 영양분을 필요로 한다. 만약 인체에 너무 많은 열에너지가 축적되면 이 에너지는 지방으로 변환되어 저장된다. 균형 잡힌 영양이 충분히 공급되지 않으면 전체적으로는 과잉의 열량을 가지고 있음에도 불구하고 더 많은 음식을 요구하는 신호를 보낸다. 이런 연유로 체중이 많이 나가는 사람들은 대개 어떤 형태로든 실제로 영양 결핍을 겪고 있다. 인체가 영양공급이 균형을 이루게 되면 몸도 균형을 찾게 되어 대사 작용도 안정되며 피로가 사라지고 과잉의 지방은 쉽게 제거할 수 있게 된다.

오늘날의 빠른 템포의 사회를 살다보면 우리는 몸이 사용할 수 있는 것보다 더 많은 열량을 섭취하기가 쉽기 때문에 어떻게든지 이들을 제거하지 않으면 안 된다. 가장 좋은 방법은 운동이다. 우리는 운동으로써 남아도는 열량을 소비할 뿐만 아니라 우리의 심장의 지구력을 강화할 수 있다. 운동부족으로 질병 발생의 위험이 커진다는 것은 분명하다. 최근 캐나다의 한 연구보고에 의하면, 단 하나의 주에서 18세 이상의 모든 사람들이 에어로빅 운동을 정기적으로 한다면 연간 3000만 달러 이상의 건강의료 비용이 절감되는 효과가 있다고 한다. 에어로빅 운동은 심장 기능을 강화시켜 산소가 풍부한 혈액을 온 몸으로 보내줄 수 있도록 한다. 심장의 지구력을 향상시키려면 에어로빅 운동을 정기적으로 하는 것이 필요하다.

건강은 하루아침에 만들어지는 것이 아니다. 그러나 우리의 몸을 최
상의 건강 상태로 만들기 위한 시간과 노력의 투자는 그 값을 할 것이다.
단지 적절한 영양을 섭취하고 해로운 식품(지방, 설탕, 소금)을 멀리하고
에어로빅 운동을 정기적으로 한다면, 우리는 많은 질병을 극적으로 미연
에 방지할 수 있게 되고 인생을 보다 오래도록 즐길 수 있다.

예방에 대한 소고

인체는 참으로 신기한 기계이다. 자연의 섭리대로 영양을 공급하기만
한다면 인체는 모든 질병을 물리칠 장치를 다 갖추고 있다. 면역계가 약
화되었다는 것을 여러 가지로 알려주게 되는데, 잦은 감기, 피로, 과민성
현상을 나타내거나 바이러스나 세균으로 인한 전염병에 잘 걸린다든가
하는 것들은 흔히 나타나는 증상들의 일부이다. 결국 장기적으로 면역
계가 약해지면 우리는 심장병, 암, 당뇨병과 같은 심각한 건강 문제에 당
면하기 쉽다.

건강문제를 해결할 가장 확실한 해결책은 질병이 처음부터 생기지 않
도록 방지하는 것이다. 이를 위한 가장 효과적인 방법은 질병에 대한 인
체의 저항력을 자연적으로 강화시켜주는 식품을 먹는 것이다. 이런 식
품으로는 흔히 먹는 식물, 특히 허브가 있다. 가공 제조한 비타민이나
보조식품과는 달리 허브는 우리에게 부족한 많은 영양분을 자연스럽게
우리에게 제공한다.

허브가 영양의 관점에서 많은 도움이 된다는 인식이 확산되어 가는데
도 불구하고, 아직도 많은 사람들은 허브는 순진한 이야기이거나 미신일
뿐이라고 잘못 알고 있다. 이런 편견을 갖는 것도 어느 정도 일리가 있

세계 **최고의** 의사 당신 몸 안에 있다

다. 몇몇 허브 회사는 더 많은 돈을 벌기 위해 특정한 허브에 대해서 만병통치약이라느니 기적의 치료약이라고 광고한다. 다른 회사들은 수천년의 전통을 가진 허브의 효력을 현대과학으로 설명해줄 수 있는 필요한 지식을 갖고 있지도 못하다.

불행히도 많은 사람들이 잘못 허브를 알게 되었기 때문에 아직도 허브의 영양적 가치에 대해 잘 모르고 있다. 그러나 허브의 효력에 대한 연구가 계속적으로 이루어지면서 인체를 건강하게 하고 질병을 예방해주는 허브의 놀라운 특성이 하나하나 과학자들에 의하여 증명되고 있다. 결과적으로 많은 사람들이 예방적 영양공급이라는 개념을 이해하기 시작하고 있다.

세계 최고의 의사 당신 몸 안에 있다

13장 화학물질이 범람하는 세상에서 살아남기

화학물질은 우리의 생활주변에 널려있다. 산업화로 인한 환경오염원으로부터 우리가 원해서 소비하고 있는 화학물질들까지, 합성물질들이 우리의 삶을 융단폭격하고 있다. 이들은 오염된 환경을 악화시키며 암 발생의 위험을 증가시키는데 일조하고 있다. 일부 화학물질들이 질병의 증상과 피로를 완화시키는 역할을 해주기도 하지만, 이에 따르는 부작용은 얻는 이익보다 더 크게 되기도 한다.

현재 우리가 살고 있는 세상은 우리 선조들이 살았던 세상과 많이 다르다. 우리의 삶은 여러 가지 면에서 화학제품에 의존하고 있다. 우리는 농작물에 농약과 비료라는 화학물질을 뿌리고, 고기를 생산하기 위하여 항생제를 먹인다. 우리는 아무런 거리낌 없이 화학물질이 들어있는 생활용품을 이용하고 있다. 그리고 더욱 안타까운 일은 우리가 건강을 위해 화학약품에 의존하고 있다는 사실이다. 모든 질병마다 그 병에 맞는 약이 개발되어 있는 모양이며, 우리는 먼저 우리의 몸을 효과적으로 돌볼 생각을 하기 전에 늘 약병을 먼저 열고 있다. 그러나 불행하게도 거의 모든 약품은 부작용을 일으키고 있는데 종종 우리가 고치려던 초기 증상을 더욱 악화시키기도 한다.

환경 위험

우리는 화학제품에 의존하면서부터 우리의 생존을 받쳐주는 환경이 서서히 파괴되어가고 있다. 지구상의 인구는 날로 증가하고 있다. 더욱 편리한 삶을 추구하는 인간의 욕구로 인해, 지구상에 2%의 인구가 증가할 때마다 환경의 질은 1%씩 훼손되고 있다. 우리가 다 아는 바와 같이 우리의 삶의 질을 높이기 위한 산업의 발전은 여러 가지 화학물질을 대기로 뿜어내고 있고, 온갖 쓰레기와 폐수는 땅과 물로 흘러 들어간다. 이러한 현상은 해를 거듭해도 계속적으로 이어져왔고 또 당분간 별로 달라지지 않을 것으로 보이며, 산업과 과학기술의 발전이 우리의 삶을 더 편리하게 해줄지는 몰라도 이 과정에서 우리는 우리에게 독을 뿌리고 있는 것이다.

화학물질은 암과 같이 오늘날의 수많은 무서운 질병의 원인을 제공하고 있다. 예로, 어떤 농약은 여성호르몬과 대단히 유사한 구조를 가지고 있다. 이 농약이 몸속에서 에스트로겐을 사칭하여 에스트로겐에 의해 조절되고 있는 세포들을 과다하게 증식시켜 세포들이 비정상적인 성장으로 인하여 생식기관의 암을 유발시킨다. 사카린이나 석면 같은 수많은 화학물질은 암을 유발한다는 연구결과가 발표될 때까지 다량으로 사용되었다. 오늘까지 흔히 쓰이던 화학제품들도 내일 해로운 암을 유발하는 물질이라는 것이 밝혀질 수도 있다.

전 세계의 도시는 점점 더 환경오염에 대하여 고심하고 있다. 예를 들어, 대만은 세계에서 인구밀도가 두 번째로 높으며 차량밀도는 가장 높다. 대만의 공장밀도는 일본에 비해 두 배 반이나 높으며 미국에 비해서는 육십오 배나 높다. 환경오염이 끼치는 영향은 대만에서 계속 증가추세에 있는 호흡기질환을 예로 든다면 쉽게 이해할 수 있을 것이다. 대만에서 천식을 앓고 있는 어린이들의 비율은 지난 20년 동안에 무려 9배나 증가했으며 다른 호흡기 질환들도 계속 증가추세에 있다. 대만에서의 백혈병의 발병률은 미국 LA에 비하여 8배나 된다. 인구밀도가 높은데다가 환경오염까지 심각한 나라가 이런 건강상의 피해를 겪는 것은 결코 우연한 일은 아니다.

선천적 결함을 갖고 태어나는 유아의 수가 계속 늘어나고 있다는 것도 우리 사회를 가득 채우고 있는 화학물질이 유발하는 또 다른 문제이다. 임신부가 접하게 되는 여러 가지 물질들은 태아의 발달과정에 영향을 끼칠 수 있다. 유전학적 연구는 태아의 발달 과정에서 중요한 시기에 접하게 되는 해로운 화학물질은 어떤 종류가 되었든지 이후에 태아가 발달하는 과정에서 비정상적 변화를 유발하는 요인이 된다. 해로운 화학물질에 노출되면 가볍게는 사지 기형으로부터 심하게는 정신적 육체적 장애에 이르는 선천적 결함이 있는 아기를 낳게 되는 결과를 초래한다.

세계 최고의 의사 당신 몸 안에 있다

자연과 건강

　우리는 화학물질의 섭취를 가급적 줄이려는 마음이 있기 때문에 "순천연" 식품에 매력을 느낀다.　그러나 우리가 알아야 할 것은 천연이라는 말이 건강이라는 것을 의미하고 있는 것은 아니라는 것이다.　우리의 몸에 미치는 영향 때문에 많은 식물들은 실제로 약물이나 화학성분으로 간주되고 있다.　사실 고도로 중독성이 있는 불법 약물들도 식물에서 추출해내고 있다.　식물에서 추출하는 다른 약물들도 불법적이지는 않다고 해도 인체에 부정적 영향을 미치고 있다.

　예를 들어, 카페인은 동백의 잎, 콜라나무 열매, 커피, 코코아, 구아라나 등과 같은 다양한 천연 재료에서 얻고 있다.　카페인을 섭취하는 많은 사람들이 그렇게 생각하지 않을 수도 있겠지만, 카페인은 전 세계적으로 가장 널리 사용되는 향정신성 약제이다.　대부분의 약물에 대하여 성인들이 견디어낼 수 있는 수준은 어린이들에 비하여 훨씬 높다.　수많은 사례에서 나와 있듯이, 카페인은 임신기간 전체에 걸쳐 태아에게 해로운 영향을 끼치며, 태아에게 이상을 일으키기도 한다.　이는 카페인이 끼치는 수많은 부작용 가운데 하나일 뿐이다.

카페인은 신경세포를 흥분시키는 기능을 가지고 있어 각성제로 사용되어 왔다.　그러나 카페인은 그 구조가 핵산 성분의 그것과 유사하여 세포분열에 따른 핵산의 복제 과정에서 핵산에 끼어 들어갈 수 있다.　정교한 핵산의 복제 과정에 비록 유사한 구조를 가지고는 있다하나 정확하지 않은 물질이 들어가게 되면 유전적 형질에 커다란 변이가 생기게 된다.　이것이 돌연변이를 일으키고 암으로 발전하게 하는 이유가 된다.　같은 이유로 우리 몸에 침입한 바이러스를 제거하기 위하여 핵산과 구조가 유사한 물질들을 치료제로 쓰고 있는데, 바이러스의 핵산 복제과정에서 잘못된 핵산이 복제되면 결국 그 바이러스가 더 이상 활성을 보일 수 없게 되는 것을 이용한 전략이다.

카페인은 지금까지 수천 년 동안 각성제로 사용되어왔다. 커피가 제일 먼저 유럽에 전래된 시기는 1700년대이고 그 후 곧 전 세계로 퍼졌다. 현재 미국인들은 연간 27억 파운드의 커피를 소비하고 있다. 동백의 잎은 흔히 "차잎"이라고 불리며 동양사회에서 애용되는 카페인의 주원료이다. 동백의 잎으로 만든 차는 중국에서는 멀리 기원전 4700년 전부터 의학적 용도로 사용되었다. 이런 차가 나중에는 인기 있는 음료로 발전되었고 각국의 식민지 국가를 통해 그 인기는 널리 퍼졌다.

커피와 차에 함유된 다량의 카페인은 인체의 건강과 정상적인 기능에 해로운 영향을 끼친다는 사실이 증명되었다. 카페인은 간과 췌장에 해로운 영향을 끼치며, 혈당치의 불균형을 불러오며, 순환계를 자극한다. 카페인과 같은 해로운 화학성분을 함유한 식물들은 인체의 균형을 방해하여 건강문제 전반에 걸쳐 별로 바람직한 효과를 보이지 못한다. 커피에 카페인이 들어 있다는 사실을 아는 것도 중요하지만, "건강차"라고도 하는, 동백 잎으로 만든 차에는 더 많은 양의 약물이 들어있다는 사실을 알아야 한다.

예방에 대한 소고

비록 우리 주변이 천연물과 합성 화학물질로 둘러싸여 있지만, 이들이 우리에게 끼치는 해로운 영향을 인식하고 주의를 기울인다면 우리 몸을 건강하게 보호할 수 있다. 우리가 직면하고 있는 여러 질병과 이상은 과거에 만연된 유행성 전염병은 아닐뿐더러 우리가 인체를 제어할 수 있는 능력을 가지고 있기 때문에 질병을 미연에 방지할 수 있다. 여러 질병과 질환을 물리칠 최고의 무기는 건강에 유익한 영양분이 풍부하게 들어있는 식사와 규칙적인 운동을 통해 만들어진 건강한 몸이다. 우리는 건강한 몸을 만들면서 해로운 화학물질을 멀리하기 위해서 몇 단계의 일들을

할 수 있다. 건강할 때에도 무엇을 먹을 것인지에 대해 매우 신중해야
한다. 우리는 가급적 화학성분이 들어있지 않은 식품을 취해야 하며 여
러 식용 식물을 살 때도 유기농으로 재배한 것인지 또는 잘 씻어서 화학
물질의 찌꺼기가 완전히 제거됐는지 먼저 알아보아야 한다. 우리는 또
한 인체에 의도적으로 수많은 독소를 가져다주는 흡연과 같은 나쁜 습관
은 버려야 한다. 놀랍게 발전한 과학기술은 선조들의 삶에 비하여 우리
의 삶을 더 편리하게 해줄지는 몰라도, 암에게 빼앗긴 목숨을 돌려줄 수
는 없으며, 선천적 결함을 가지고 태어난 아이들이 짊어져야할 힘든 삶
의 투쟁도 대신해줄 수는 없다.

14장 비타민의 허와 실

우리는 비타민이 인체 건강에 필수적인 것이라는 것을 알고 있지만 어떤 것을 얼마큼 섭취해야하는지에 대해서는 잘 모른다. 시중에서 판매하는 비타민은 효율적이고 빠른 해결책인 것처럼 보인다. 수퍼마켓에는 누구나 쉽게 구입할 수 있도록 비타민을 진열해 놓고 하루에 필요한 비타민의 양을 간단히 채워준다고 강조하고 있다. 그러나 불행하게도 이러한 편의성은 비타민의 여러 가지 특성을 무시하고 있다. 비타민은 독립적으로 혼자 제 기능을 하지 못한다. 비타민의 작용은 아주 복잡하며, 인체에 있는 다른 비타민이나 영양분과 작용할 때 상승작용을 한다. 특정 비타민이 너무 많거나 너무 적으면 인체의 자연스러운 기능에 지대한 영향을 미칠 수 있다.

어떻게 하면 인체의 균형과 몸속의 적절한 기능을 유지할 수 있을까? 자연은 합성비타민보다 훨씬 더 완벽한 해답을 제공해 주고 있다. 식물 전체를 먹게 되면 필수비타민과 영양분이 적절한 비율로 빠지지 않고 들어있어 우리 몸의 기능을 강화시킬 수 있다.

　모든 기계장치와 마찬가지로 우리 인체 또한 연료를 필요로 한다.　이 연료는 우리가 먹은 음식으로부터 직접적으로 공급받는 영양소인데 여기에는 미네랄, 비타민, 탄수화물, 효소, 물, 아미노산, 지질 등이 포함된다.　이 영양소는 인체가 하루하루의 기능을 잘 수행할 수 있도록 해준다.　복잡한 장치를 가진 인체에서는, 각각의 영양소는 서로 다른 목적으로 쓰이고 쓰이는 양에서도 차이를 보인다.　영양소는 정보를 처리하는 것으로부터 질병과 싸우는 일에 이르기까지의 인체의 모든 기능에 미시적인 수준에서 그 기능을 발휘한다.　이런 영양소가 없다면 인체의 기능은 그대로 멈추어버리고 말 것이다.

　비타민은 우리 몸에서 열량을 공급하여 주는 영양소는 아니다. 본문에서 설명하고 있듯이, 인체를 움직이기 위한 직접적인 연료는 탄수화물, 단백질, 지방에서 나오며, 비타민이나 미네랄은 엔진오일과 같이 연료가 높은 효율을 낼 수 있게 하는 존재라고 생각하면 된다.　따라서 비타민이나 미네랄이 부족하게 되면 아무리 넘치는 연료를 공급받는다고 해도 인체가 원활하게 움직일 수 없게 되는 것이다.　지나치게 많은 것도 나쁘겠지만, 어느 정도 넘치는 비타민은 그대로 배출된다.　따라서 우리 몸에는 비타민을 매일 공급하여 주지 않으면 안된다.

　비타민은 삶에 활력을 주는 영양소다.　비타민은 독립적으로 혼자 제 기능을 하지 않고 다른 비타민이나 영양소와 관계를 맺은 가운데 제 기능을 한다.　비타민은 인체의 균형을 맞추기 위해 상승작용을 한다.　상승작용은 두 개 이상의 비타민이 서로 협력하여 더 강한 비타민의 기능을 만들 때 발생하는데, 두 가지의 다른 비타민의 효과를 합쳐놓은 것 이상의 효능을 발휘한다는 것이다.　간단히 말해서, 상승작용을 1+1이 2가 아니라 3 이상이 되는 현상이라고 설명할 수 있다.　특정 비타민이 너무 많거나 너무 적으면 인체에 있는 다른 영양소의 역할에 방해가 된다.　인체에서의 비타민의 활동과정은 대부분의 사람들이 생각하고 있는 것보다 더 복잡한 양상을 띤다. 특정 비타민이 너무 많거나 적으면 인체에는 비효율적이고 심지어 위험한 결과가 나타나기도 한다.

한 가지 비타민의 부족현상을 교정한다는 것은 다른 비타민의 섭취를 조정하여야 하기 때문에 비타민 결핍을 해결하기 위해서는 어떤 비타민을 얼마나 먹어야 하는가를 반드시 알아야 한다. 예를 들어, 바이오플라보노이드는 멍들고 잇몸에서 피가 나는 것을 방지하여 주는데, 그들의 기능을 제대로 나타내기 위해서는 정확한 양을 비타민C와 함께 섭취하지 않으면 안 된다. 그러므로 부족한 바이오플라보노이드 결핍을 고치기 위해서는 보다 많은 비타민 C가 필요하다.

건강을 위해 필수 비타민을 균형 있게 섭취해야 하는데 우리는 어떤 비타민을 얼마나 섭취해야만 할까? 인체는 필요한 몇 종류의 비타민을 생산할 수 있는 능력을 가지고 있지만, 모든 비타민을 다 생산하지는 못한다. 그러므로 부족한 비타민을 공급해 주어야 하는 것을 게을리 해서는 안 된다. 우리에게 필요한 모든 비타민을 우리가 먹는 음식에서 얻는 것이 가장 바람직한 일인지만, 금방 밭에서 뽑아온 식물 전체를 섭취하여야 하는데, 그 속에서 자연스럽게 발견되는 비타민은 다른 종류의 영양소나 비타민과 결합된 상태로 들어 있기 때문이다. 그렇지만, 요즈음 세상에는 화학물질이라든가 오염물질이 넘쳐나고 또는 빠르게 음식물을 만들다보니, 우리가 먹는 음식에서 필요한 모든 비타민을 찾기란 쉬운 일이 아니다.

어떤 사람들은 합성 비타민이 우리가 먹어야 할 모든 음식을 대신할 수 있을뿐더러 인체에 필요한 영양소를 적절히 공급할 수 있을 것이라고 여기고 있다. 그러나 합성 비타민은 적절한 영양섭취가 우리 몸에서 할 수 있는 역할을 대신할 능력을 가지고 있지 않으며 그렇게 만들어져 있지도 않다. 우리 몸에 적절한 영양공급을 하지도 못하는 수많은 합성 비타민이 인체를 건강하게 해준다는 지키지도 못할 약속을 방송매체와 수퍼마켓에서는 연일 광고를 하고 진열해 놓고 있다.

화학 공정을 거쳐 합성된 비타민이 자연 상태의 기능과 똑같은 역할을 하고자 한다. 그러나 비타민의 복잡한 특성을 고려해볼 때, 이 시도는 실제로는 불가능한 일이다. 정제되었거나 화학적으로 재연된 비타민은, 천연비타민의 상승작용을 위한 연결 고리를 깨어 놓기 때문에, 자연 상태에서 비타민이 해 줄 수 있는 만큼의 기능을 할 수가 없다. 사람들은 합성 비타민이 가지고 있는 위험성을 간과하기 쉬운데, 그저 많이 먹기만 하면 건강에 도움이 된다고 여기고 있다. 그러나 비타민에 관한 연구 결과들은 여기에 동의하지 않고 있다.

영국 보건부가 실시한 연구에 의하면, 비타민 A를 지나치게 많이 먹는 것은 인체에 매우 해롭다. 임신부나 아기를 가지려는 여성들은 비타민 A를 별도로 먹지 말아야 한다. 음식을 통해 섭취한 비타민 D는 건강에 그 어떤 해도 끼치지 않는다. 그러나 합성 비타민 D를 다량으로 먹으면 칼슘을 흡수량을 두 배로 늘려주어 혈중 칼슘의 농도가 높아지거나 연한 조직의 석회화의 원인이 되고 이는 또한 신장이나 심혈관계의 손상을 입힐 수 있다.

영국 보건부는 비타민 B6을 지나친 섭취에 대한 우려를 표명한 바 있다. 피리독신이라는 이름으로도 알려진 이 비타민은 생리전 우울증, 앨러지, 여드름, 과잉행동, 우울증 치료 등에 다량으로 쓰이기도 한다. 그러나 50mg 이상을 오랫동안 섭취하면 신경계에 부작용이 생겨 그 결과로 손·발 마비와 근육약화와 같은 증세가 발생되는 것으로 밝혀졌다.

비타민 C도 500mg 이상을 먹으면 몸에 해롭다. 쏠 헨들러 박사는 그의 저서 "의사가 처방하는 비타민과 미네랄 백과사전"에서 말하기를, 비타민 C를 다량으로 먹으면 신장결석이나 통풍에 걸릴 확률이 높아지며, 피부에 모세혈관 확장증이 생길 확률이 높아진다고 하였다. 오랫동안 섭취하던 비타민 C를 갑작스럽게 중단하면 괴혈병에 걸릴 수도 있다. 또한 비타민 C를 많이 먹으면 설사나 소화기관의 경련을 일으키기도 한다. 이런 결과들을 놓고 볼 때, 많은 사람들이 건강에 좋은 것이라고 여기는 비타민을 지나치게 많이 먹는 것이 실제로는 부정적인 결과를 가져올 수 있다.

연구에 의하면, 다른 영양소나 비타민과 연결되어있는 천연 비타민은 합성비타민보다 인체의 세포조직에 더 쉽게 동화될 수 있다. 분자교정의학의 전문가인 에이브람 호퍼 박사는, "(음식물에 들어있는) 영양소는 자연계에서 자유로운 상태로 존재하지 않고 있다. 자연계에는 순단백질, 순지질, 또는 순탄수화물이라는 것은 존재할 수 없다. 이들 분자들은 매우 복잡한 3차원 구조를 이루면서 서로 얽혀있다. 비타민이나 미네랄 같은 필수 영양소들도 서로 혼합되어 자유롭게 분리되지 않은 복잡한 분자 형태로 결합되어 있다."라고 한다. 건강에 좋은 식품에는 우리 몸에 필요한 비타민을 원래 다른 비타민이나 영양소와 결합된 채로 공급해 줄 수 있다.

경우에 따라 쉬운 일이 아닐 수도 있지만, 항상 균형 잡힌 식사와 규칙적 운동을 하여야 한다. 식물 전체를 섭취하는 것은 인체의 기능을 강화시키며, 건강한 몸을 만들려는 우리의 노력에 많은 도움이 된다. 궁극적으로, 우리가 먹는 것과 우리가 하는 일을 조절함으로써 우리는 우리의 몸을 마음대로 할 수 있게 될 것이다.

세계 최고의 의사 당신 몸 안에 있다

15장 자연이 만들어주는 우리 몸의 구성성분 파이토케미칼

"채식을 하라, 몸에 좋으니까." 최근 과학자들은 야채, 과일, 허브가 질병을 예방하는 힘을 가지고 있다는 이 오래된 어머니의 간구를 하나하나 확인하고 있다. 식물에서 얻는 화학물질인 파이토케미칼은 여러 종류의 과일, 야채, 허브마다 독특한 형태로 들어있다. 지금까지의 과학이 이루어 놓은 어느 결과와는 달리, 면역계에 영양소를 공급하고 지탱해줄 수 있는 능력을 가지고 있기 때문에 이 물질은 식물이 가지는 자연적인 치유력이 활성성분이다.

많은 사람들은 빠른 템포의 사회에서 균형 잡힌 영양식을 하기에는 너무나 시간 낭비라고 생각한다. 현대 생활은 이전보다 더 많은 시간과 노력을 요구하고 있다. 현대인들은 건강한 아침식사를 거르고 전날 밤에 만든 차가운 피자 한 조각으로 먹거나 혹은 건강에 좋지 않은 음식이나 지금까지 거른 식사를 보충해주기를 기대하며 "에너지 바"라는 요술식사를 하고는 문을 박차고 나와 오전 8시 까지 직장에 도착한다. 그러나 우리가 어렸을 때 배웠던 것과 같이 건강에 좋은 음식물을 대체해 줄 수 있는 것이 있단 말인가. 대답은 단호히 "없다"이다. 많은 과학적 연구가 어머니들이 끝없이 되풀이하던 말씀을 증명해 나아가고 있다, 열량도 없으면서 에너지를 내게 해 준다는 것들은 모두 쓸모가 없는 것을.

파이토케미칼: 불가사의한 성분

과학자들은 토마토나 양배추에 숨어 있던 파이토케미칼이라는 화학물질을 발견했다. 파이토케미칼은 식물에 들어있는 화학물질이라는 말로서 그리스어에서 유래하였다. 파이토케미칼은 과일이나 야채 같은 건강에 좋은 식물에서 특히 많이 발견된다. 이 성분은 식물을 태양광선으로부터 보호하며 식물의 생존에 필수적이다. 파이토케미칼이 함유된 식물을 우리가 섭취하면 우리 또한 파이토케미칼의 효과를 볼 수 있다는 것은 그다지 놀라운 일은 아니다.

파이토케미칼의 종류는 대단히 다양하며, 식물들은 각각 고유한 파이토케미칼을 가지고 있다. 과학자들은 아직까지 이름조차 붙이지 않았으며, 이제야 이들이 가지고 있는 건강에 도움이 될 수 있다는 잠재력을 알기 시작했다. 가장 많이 알려진 네 가지 파이투케미칼 그룹은 인돌, 이소싸이오시안산, 플라보노이드, 이소플라본이다. 이들은 모두 질병을 예방하는 능력을 가지고 있는데, 이러한 사실은 얼마 전까지 별로 알고 있지 못했었다.

최근에 의사들은 파이토케미칼이 암과 맞서 싸울 수 있는 특별한 능력을 가지고 있다는 것을 알게 되었다. 연구에 의하면 파이토케미칼은 암이 발생되는 과정을 차단하여 주며, 심지어는 한창 진행되어가고 있는 암이 어떤 단계에 있든지 암의 진행을 멈추거나 호전시켜주기도 한다는 것을 알기 시작하였다.

건강을 위해 전초(whole foods)를 먹을 것인가 아니면 합성 비타민을 먹을 것인가의 혼돈을 불식시킬 적기에 파이토케미칼이 발견되었다. 질병을 물리치고 건강을 보호할 최적의 상태를 가지기 위해서는 계속적으로 건강에 좋은 음식을 먹어야 한다. 적절한 영양으로 가는 지름길은 없다.

파이토케미칼: 자연이 베푸는 항암제

우리는 오랫동안 건강에 유익을 주는 영양식이 암에 걸릴 확률을 낮추어 준다는 사실을 되풀이하여 들어왔다. 존스 홉킨스 의학 연구소의 폴 탤럴리 박사와의 개인적인 면담에서 그는 "영양학적 접근은 현명한 것이라 판단됩니다. 우리가 겪는 대부분의 암은 여러 외부 요인과 관련이 있는데 담배를 빼놓고는 무엇을 먹는가가 가장 중요한 요인이 될 것입니다. 파이토케미칼이 풍부한 과일과 야채를 많이 먹으면 먹을수록 여러 장기에서의 암 발생 위험이 낮아진다는 놀라운 사실을 밝혀냈습니다."라고 말했다.

과학자들은 브로콜리에서 발견된 것으로서 암을 예방하는 능력을 가진 한 파이토케미칼을 설포라페인이라고 명명하였다. 여러 파이토케미칼 중 이소싸이오시안산 그룹에 속하는 설포라페인은 실험동물들이 유방암에 걸리는 것을 막아준다. 탤럴리 박사는, "결과는 아주 극적입니다. (설포라페인을 섭취한) 동물들이 거의 종양에 걸리지 않았습니다."라고 말했다. 탤럴리 박사는 실험실에서 배양하고 있는 인체 세포에 설포라페인을 투여해본 결과 항암 효소가 급격히 증가하는 것도 발견했다. 25마리의 흰쥐에 발암성분을 투여한 실험에서는 68%에서 유방암이 발생하였다. 이번에는 39마리 동물에게 소량의 설포라페인을 함께 투여한 결과 이 중 35%에서만 유방암이 생긴 반면, 다량의 설포라페인을 함께 주사한 39마리 동물에서는 26%에서만 암에 걸렸다.

놀라운 역할을 하는 이 성분은 브로콜리, 콜리플라워, 방울양배추, 순무, 케일 등에 들어 있다. 탤럴리 박사에 의하면 설포라페인은 인체의 독소를 제거하는 효소의 활동을 증진시키는데 마치 가구를 실어 나르듯이 가볍게 독소를 운반체에 실어 제거해버린다고 한다. 브로콜리가 위장에 들어가고 얼마 지나지 않으면 미처 그들이 세포를 훼손하기 전에 이미 인체 세포에 있는 발암성분이 제거된다.

수십 년 동안 연구를 했다고는 하지만, 과학자들은 암은 악성이 되기까지에는 다양하고도 수많은 단계의 과정을 거치고 있다는 사실을 알았을 뿐이다. 미국에서만 하더라도 연간 100만 명 이상의 암 환자가 발생하는 이 시기에 파이토케미칼의 발견은 실로 환영할만한 일이다. 파이토케미칼은 암이 발생하는 과정의 몇 단계를 억제한다는 것이 증명되었다. 미네소타 대학의 전염병학자인 존 파터 박사는, 야채나 과일에 들어 있는 하나 이상의 파이토케미칼이 암으로 진행되는 어떤 과정에서든 악화를 지연시키거나 호전시킬 수 있다고 단언한다. 탤럴리 박사는 "우리는 여러분이 과일과 야채를 많이 먹으면 먹을수록 암 발생의 위험은 그만큼 줄어든다는 놀라운 연구결과를 가지고 있습니다. 이것은 논쟁의 여지가 없는 분명한 사실입니다."라고 말한다.

이러한 사실로부터 이제 과학자들은 파이토케미칼이 악성종양을 유발하는 몇가지 메카니즘을 막아주는 능력을 가졌다는 사실을 알게 되었다. 암 치료와 예방은 다른 곳도 아닌 채소밭과 농산물 시장에 있다는 사실은 참으로 아이러니가 아닐 수 없다.

파이토케미칼의 힘

콩에는 인체에 아주 유익한 파이토케미칼이 많이 들어있다. 파이토케미칼의 일종으로서 콩에 들어있는 레시틴은 콜레스테롤이 다량으로 들어있는 식품을 많이 먹는 사람의 콜레스테롤 수치조차도 획기적으로 낮추어주는 놀라운 능력을 가지고 있다. 콜레스테롤 수치가 낮아지면 심장병 발생의 위험도 그만큼 낮아진다.

역시 콩에만 들어있는 제니스티인은 암을 퍼지는 것을 막아준다. 콩은 수백 년 동안 훌륭한 단백질 공급원으로 사랑받아 왔지만, 콩이 가지고 있는 가장 중요한 특성은 항암 효능이다. 콩에 들어있는 제니스티인을 섭취하면 암으로 가는 영양공급이 차단되어 암이 퍼지는 것을 더욱 어렵게 한다.

또 다른 항암성 파이토케미칼인 라이코핀은 지금까지는 토마토나 감귤류에서만 발견되었다. 라이코핀은 암세포와 직접 싸우거나 암의 성장을 직접 막는 역할을 하는 것이 아니라, 인체의 산화를 낮춤으로써 암을 예방한다. 연구에 의하면 토마토가 듬뿍 들어있는 음식에는 산화에 의해 야기되는 DNA 파손을 최대 40%까지 줄여준다.

플라보노이드는 파이토케미칼에서 큰 그룹에 속하는데 감귤류, 여러 종류의 딸기, 양파, 고구마 등에 들어있다. 캠페롤과 쿼써틴이 주로 들어있는 플라보노이드로 콜레스테롤 수치를 낮추는데 유익한 것으로 밝혀졌다. 이밖에도 미리세틴, 에피제닌, 루티올린 등의 플라보노이드가 들어있다. 플라보노이드는 발암성분으로부터 세포를 보호하고, 정상세포에 달라붙어 암을 조장하는 호르몬이 붙지 못하게 한다.

파이토케미칼에서 가장 큰 그룹인 인돌은 수많은 파이토케미칼 가운데 가장 먼저 발견되었다. 1970년대에 과학자들은 항암에 효과가 있는 것으로 보이는 양배추와 브로콜리 그리고 그 밖의 야채에 관심을 갖다가 그 과정에서 인돌을 발견했다. 인돌은 과잉의 에스트로겐을 무해한 형태로 부수어 여러 종류의 암이 발생하는 것을 막아준다.

파이토케미칼 함유량은 식물의 종류에 따라 차이가 있다. 어떤 식물들은 이 파이토케미칼을 다량으로 가지고 있기도 하지만, 또 어떤 식물들은 단지 많은 종류의 파이토케미칼을 함유하고 있다. 예를 들어, 거친 사막에서 자라고 있지만, 선인장은 영양소와 식물에게 영양이 되는 물질을 보유하는 대단한 능력을 가지고 있다. 부채선인장은 수천 종의 파이토케미칼을 가지고 있는데, 비록 과학적으로 이들의 그 조성을 파악하는 데 시간이 걸리겠지만, 과학자들은 이들로부터 얻을 수 있는 이점이 대단하다는 것을 밝혀내고 있다. 선인장에 대하여 좀더 알고 싶다거나, 특정 음식에 포함된 파이토케미칼의 조성이 궁금하다면 이 책의 후미에 있는 ‘식용 식물 개요’를 참조하시라.

우리가 과일, 허브, 그리고 야채를 먹을 때마다, 다양한 파이토케미칼이 우리들이 암과 같은 질병과 싸우는데 큰 도움을 줄 것이다. 사람들은 언젠가는 파이토케미칼을 추출하여 만든 강력한 알약이 나올 것이라는 생각을 해볼 수도 있다. 과학이 발달한다면 그런 날은 반드시 올 것이다. 그러나 영양 면역학을 옹호하고 있는 캐롤린 클리포드 박사는 "미국

15장 자연이 만들어주는 우리 몸의 구성성분 파이토케미칼

사람들은 언젠가는 그것이 오래 전부터 먹던 비타민이거나 새로 개발된 환상적인 파이토케미칼이거나, 과일이나 채소를 먹지 않고 대신 한 알의 약을 먹는 것이 영양학적으로 얼마나 미친 짓인가를 깨닫게 될 것이다,"고 지적하고 있다. 우리 몸에 영양분을 공급하고 면역계를 강화시키는 데 안전하고 적절한 방법으로서 정제된 비타민이나 미네랄이 건강에 좋은 자연 상태의 식물성 식품을 대신할 수 있을 것이라는 것은 참으로 의심스럽기 짝이 없다.

16장 항산화제에 관한 진실

항산화제는 오늘날 현대인에게 있어서 하나의 캐치프레이즈가 되어 버렸다. 그러나 항산화제라면 모든 것이 통할까? 정제된 항산화제와 건강에 좋은 식품 중 어느 것이 더 나은지 과학자들 사이에서도 논란이 많지만, 과학적 연구

세계 최고의 의사 당신 몸 안에 있다

항산화제는 퇴행성 질병과 노화작용의 효과를 없애기 위한 노력에 하나의 돌파구를 제공한 발견이었다. 항산화제에는 인체를 정화하는데 도움을 주는 비타민과 다른 성분을 포함하고 있다. 항산화제는 프리래디컬을 중화해 주는데, 이들은 자연적인 균형을 갖추고 있는 조직을 파괴한다.

항산화제란?

항산화제는 인체가 산화로 인해 손상을 입는 것을 막아주는 역할을 한다. 베타 캐로틴과 함께 비타민 A, C, E와 같은 비타민은 항산화제의 역할을 하는데 인체의 정상적 과정을 통해 생겨난 부산물을 깨끗이 청소한다. 항산화제의 기능을 이해하려면 먼저 프리래디컬의 개념을 이해하는 것이 중요하다.

산소는 정상적인 물질대사로 인해 생겨나는 주요 부산물이다. 산소는 두 개의 분자 형태로 이루어져 있을 때는 인체에는 해를 끼치지 않지만, 단분자로 구성되어 있을 때는 DNA 세포에 손상을 주고 또 암을 유발할 수 있다. 프리래디컬이라고 불리는 반응성이 강한 단분자산소는 LDL 콜레스테롤에 달라붙어 산화를 일으킨다. 이는 금속이 녹스는 것과 같은 현상이다. 프리래디컬은 인체를 끊임없이 공격한다.

프리래디컬은 운동이라든가 숨쉬는 공기 그리고 먹은 음식의 물질대사로 인해 불가피하게 생기는 부산물이다. 그런데 흡연을 하거나 해로운 화학물질에 노출되거나 지나치게 햇볕에 쬐이는 등의 몇 가지 요인으로 인해 프리래디컬은 과도하게 많이 만들어진다. 프리래디컬은 세포막을 파괴하고 DNA에 손상을 주기 때문에, 과학자들은 프리래디컬이 백내장, 심장병, 각종 암 등 많은 만성질병과 퇴행성 질병의 주원인이 된다고 믿고 있다. 항산화제는 이런 위험스런 단분자산소를 중화하고 이들을 청소하여 인체 밖으로 배출한다.

항산화제는 혈관벽에 콜레스테롤 찌꺼기가 쌓이는 것을 막아주고 인체의 콜레스테롤 수치를 낮추어주기 때문에 심장병을 억제하는데도 도움을 주는 것으로 알려졌다. 프리래디컬은 DNA를 손상시켜 악성 세포 생성을 유도하는 것으로 알려져 있어, 이들 화합물은 암을 막아낼 수 있다는 희망을 주고 있기도 하다. 게다가 항산화제는 조로를 방지하며 관절염이나 기관지염 같은 증상을 완화시키는 소염제로도 쓰이고 있다.

주요 항산화제 비타민으로는 비타민 A, C, E 그리고 베타 캐로틴이 알려져 있으나, 최근에는 다른 화합물들도 항산화능력이 알려지기 시작하고 있다. OPC는 강력한 항산화 기능을 갖고 있는데 주로 식물의 표피, 씨앗이나 목질부에 함유되어있다. 포도와 같은 식물성 식품에는 항산화제가 특히 많이 함유되어 있다. 베타 캐로틴의 일종인 라이코핀은 토마토에 많이 함유되어있는데 최근에 연구가 진일보하여 강력한 항암 효과를 나타내는 것으로 알려졌다.

많은 사람들의 관심을 끌고 있는 항산화제는 일시적 유행이 아니다. 건강한 몸을 유지시켜줄 수 있는 뛰어난 물질이다.

세계 최고의 의사 당신 몸 안에 있다

항산화제를 많이 함유한 식품

많은 미국인들은 항산화제를 먹는다. 문제는 항산화 보조식품이 인체의 건강에 도움이 되느냐 아니면 인체를 해치느냐이다. 물론 항산화제는 인체에 좋은 성분이다. 그러나 우리가 어떻게 이들을 섭취할 것인가가 문제이다. 마을의 약국에 가서 항산화제를 구해야할까 아니면 항산화제가 많이 함유되어있는 건강에 좋은 천연 식품을 먹어야 할까?

최근 항산화제에 관한 연구가 많이 진행되고 있는데, 더욱더 많은 과학자들이 산화로 인한 손상 발생을 줄여주는 파이토케미칼이 어떤 것인가를 정확히 알아내려 노력하고 있다. 항산화제를 정제해내는 과학이 발전해 가면서 시중에는 살 수 있는 항산화제의 수가 계속 늘어날 것이다. 그러나 몇몇 전문가들은 정제한 항산화제가 항산화제의 보고인 진짜 식품을 대체할 수 있을 것이라는데 대하여 수긍하지 못하고 있다. 항산화제에 대한 정말 놀라운 연구의 결과는 토마토, 시금치, 포도와 같은 건강에 좋은 식품을 연구하는 과정에서 나오게 되었다. 정제된 파이토케미칼로 암을 예방할 수 있다는 것은 인구에 회자하고 있지만, 이와 같은 조처에 대한 과학적 근거는 미약하다.

식사를 통해 항산화제를 섭취하는 것과는 달리 정제한 항산화제를 먹는 것에 대해서는 수년간 면밀한 연구가 있었다. 1982년 미국립과학원은 '식사, 영양, 그리고 암' 이라는 간행물에서 언급하기를 항산화제가 항암 효과를 가지고 있다고 볼만한 증거를 찾을 수 없다고 했다. 사실 암을 치료하기 위하여 항산화제를 사용하는 실험에서 그 목적에 비하여 항산화제가 별로 의미를 갖지 못하였다.

그로부터 12년 정도가 지난 1994년, 그 결과는 좀 더 경계해야할 내용이 첨가되기는 하였지만 변하지 않고 그대로였다. 최근의 '뉴잉글랜드 의학 저널지'가 발표한 바에 의하면 핀란드의 담배를 많이 피우는 사람들에게서 인공 정제된 베타 캐로틴이 실제로 폐암발생률을 높였다. 6년 간의 임상실험 끝에 안전성위원회는 그 실험결과가 그들이 원래 예상했던 바와 크게 다르지 않다는 것을 알게 되었다. "베타 캐로틴을 섭취한 참가자들이 먹지 않은 그룹에 비하여 폐암에 더 많이 걸렸다. ...... 실험을 다 마친 뒤 자료를 모아 분석해본 결과 담배를 피우면서 베타 캐로틴을 먹은 14,500명의 폐암 발생률은 이것을 먹지 않은 흡연자 14,500명의 폐암 발생률보다 18%나 더 높았다." 베타 캐로틴을 많이 함유한 식품 전체를 사용한 실험에서 긍정적인 결과가 나오기는 하였지만, 합성한 항산화제는 원래의 항산화제를 대신할 수 없었다는 것을 명백히 하였다.

건강에 좋은 식품이 해결책

항산화제들이 인체에 위험한 영향을 끼칠 수 있다는 것을 보여주는 사례는 대단히 많다. 인공제품(supplements)은 본래의 건강에 좋은 음식에 들어있는 영양소의 이점을 제대로 제공하지 못한다. 건강을 유지하기 위해 우리 몸이 요구하는 영양소는 자연식품에 들어있으며, 균형 잡혀있을 뿐만 아니라 전혀 독성을 가지고 있지 않다.

수많은 식물들은 자연 그대로의 상태로 비타민을 함유하고 있다. 비타민 C(아스코르빈산)가 많이 들어있는 식물은 자몽, 오렌지, 파파야, 키위, 피망, 건포도, 캔탈루프, 브로콜리 등이다. 비타민 C는 또한 별로 자주 먹는 음식은 아니지만, 생강, 오디, 재래종 오이, 연꽃 잎, 부추, 그리고 콩 등에도 많이 함유되어있다. 비타민 E는 해바라기 씨, 밀눈, 견과류, 올리브유, 인삼, 보리, 쌀, 말린 살구에 많이 들어있다. 베타 캐로틴은 천연적으로 당근, 고구마, 호박, 시금치, 케일, 캔탈루프에 많이 들어

세계 최고의 의사 당신 몸 안에 있다

있다. 비타민 A는 결명자, 복숭아, 살구, 인삼, 동규자, 그리고 아스파라거스에 많이 들어있다. 식물은 항산화 역할을 하는 특유의 파이토케미칼을 함유하고 있기도 하는데, 라이코핀이 풍부한 토마토가 그 한 예이다.

　항산화제는 질병 예방과 암 연구에 있어서 놀라운 발전이라 할 수 있으며, 식사습관에 조금만 신경을 쓴다면 항산화제는 건강에 좋은 여러 가지 식품에서 얻을 수 있다. 오늘날 까지의 자료들은 항산화제는 심장병이나 암을 예방하는데 그다지 쓸모가 없다. 과일, 야채, 허브, 콩 등 건강에 유익을 주는 식품에는 질병을 예방하는데 도움을 주는 항산화제가 많이 들어있다.

17장 어브의 정화능력

식물성 식품은 인체에 다량의 비타민과 미네랄을 공급하여줄 뿐만 아니라 인체에 남아있는 여러 독소나 불필요한 것을 청소하는 역할도 한다. 우리는 매일 숨쉬고 먹고 마시면서 무수히 많은 불필요한 물질이나 화학물질을 쌓아 놓는다. 만약 인체가 이러한 독소들을 깨끗이 치우지 않는다면 이것들은 세포와 조직, 그리고 장기에 해를 끼치게 된다. 자연에 있는 건강한 식물에서 얻는 영양소는 이물질을 청소해내고 전반적인 균형을 유지할 수 있게 해준다.

허브는 옛날이나 지금이나 식품과 민간요법으로 유명하다. 고대의 많은 문명사회들은 허브의 사용법에 대하여 복잡한 지식을 포함한 기록들을 남기고 있다. 미국에서는 한 동안 허브의 사용이 거의 사라졌었으나, 지난 20년 동안 허브의 사용은 새로운 르네상스를 맞아 흥미를 끌고 연구의 초점이 되고 있다. 허브의 역사를 보면 각각의 허브의 효능을 파악하고 조제하는 처방 원칙이 있었다. 식물에는 저마다 인체에 어떤 유익을 줄 수 있는가 하는 고유의 특성을 가지고 있다고 여겨졌다. 이 이론에 의하면, 예를 들어 심장 모양의 잎을 가진 식물은 심장에 효과를 줄 수 있다는 것이다. 식물의 모양이 인체의 특정 부위 건강과 관련지을 수 없겠지만, 현대 의학으로 현대 과학은 특정 식물들이 인체의 특정 기능에 좋은 효과를 가지고 있다는 것을 밝혀내고 있다.

흥미로운 것은 민간요법이나 과거의 본초학자들에 의해 기록된 여러 약초의 효능이 현대 의학으로 연구한 결과 그 효능이 하나하나 입증되고 있다는 사실이다. 과거의 허브에 대한 지식을 현대 과학에 접목시킨다면 좋은 토대위에 합리적인 결과를 얻을 수 있을 것이다. 어떤 식물체가 면역 기능을 향상시키고 인체를 건강하게 할 수 있는지를 증명하기 위하여 먼저 전통 한의학을 참고할 필요가 있다. 그런 다음 이를 토대로 과학적인 연구와 폭넓은 면역학적 연구실험을 통하여 면밀히 검토해야 한다.

건강에 있어서의 허브의 역할

허브와 전초식품은 질병을 치료하는데 주 목적이 있는 것이 아니라 우리 몸의 건강을 유지하는데 주 목적이 있다. 우리는 사람들에게 날마다 우리 몸에 자양분을 공급하여야 하는 중요성을 깨우쳐 주지 않으면 안된다. 어떤 사람들은 "나는 이미 건강한 상태이기 때문에 허브는 필요 없는데요."라고 말한다. 그러나 그들이 날마다 숨쉬고 먹고 마시듯이 그들은 또한 원치 않는 무수한 물질과 화학물질을 매일 몸 안에 축적하고 있다. 게다가 대부분의 사람들은 필수 영양소가 부족한 상태에 있다. 많은 사람들은 건강에 도움이 되기 때문이 아니라 그저 맛이 좋아서 먹는다. 그러나 맛이 영양적 가치를 정확하게 말해 주는 것은 아니다. 무엇보다도 우리 몸에 필요한 식품을 찾아내는 것이 훨씬 중요하다. 맛으로 영양적 가치를 판단하지는 말아야겠지만 맛과 영양이 전혀 공통점이 없는 것도 아니다. 영양이 풍부한 식품이 맛이 있는 경우도 있다.

허브와 식물성 식품은 인체를 건강하게하고 정화하고 신진대사를 원활하게 한다. 시간이 지나다보면 인체에는 자연히 여러 독소가 쌓이게 된다. 마치 방안에 먼지가 쌓이는 것처럼. 그래서 인체의 여러 독소를 정기적으로 치우지 아니하면 이 독소는 인체의 세포, 조직 그리고 여러 장기에 해로운 영향을 끼친다. 인체는 공기오염과 수질오염으로 인한 해로운 물질과 음식이나 다른 방법으로 화학물질과 방부제 등을 흡수하고 있다. 그러나 자연의 섭리는 정화과정을 만들어 놓았고, 이들 정화과정은 급성 질환의 형태로 나타날 때가 많다.

정화작용

급성 질환은 감기 증상, 독감 증상, 뾰루지 등의 형태로 나타나기도 한다. 구토나 설사와 같이, 우리 몸이 점액질을 배출하는 것은 사실상 이익이 되는 증상이다. 인체는 이와 같은 작용을 통해 일종의 청소를 하는 것이다. 보통 독소를 제일 먼저 제거하는 기관은 위장관이다. 정화작용을 하는 또 다른 곳은 피부다. 독소들은 실제로 구멍을 통해 빠져나가는데, 종종 뾰루지나 여드름이 나기도 한다. 많은 사람들은 이 원리를 잘 모르기 때문에 이런 반응을 보기만 하면 불안해한다.

사람들은 역효과를 보이는 증상을 경험하면 허브 먹는 것을 중단하기

세계 최고의 의사 당신 몸 안에 있다

도 한다. 그러나 우리가 한 가지 알아야 할 사실은 허브는 질병 자체를
치유하는데 주목적이 있는 것이 아니다. 좀 참고 기다려 몸이 자연적으
로 치유되도록 맡기는 것이 중요하다. 몸 안에 독소가 쌓이게 되는데도
시간이 걸리듯이 독소가 몸 밖으로 빠져 나가는데도 시간이 걸리는 것이
다. 허브는 인체의 특정 기관을 강화하여 그 인체 기관으로 하여금 독소
들을 잘 제거할 수 있도록 하여 치료과정을 원활하게 해준다. 그러나 허
브는 일반 약과는 달리 효과를 빨리 나타내지 않는다. 허브는 증상을 가
리기보다는 증상의 중심부에 뛰어든다. 인체에 독소가 청소되면 우리는
몸 상태가 더 좋고 건강해졌음을 느낄 것이다. 허브의 처방이 인체의 정
화과정에 중요한 열쇠가 되는 것이다.

건강에 이르는 길

　몸매를 가꾸기 위해 운동을 할 때 우리는 자연스럽게 근육이 땅기거나
욱신거리는 것을 경험한다. 그럼에도 불구하고 근육이 땅기고 욱신거리
는 것은 우리의 몸이 지금 좋아지고 있다는 것을 말해주기 때문에 우리
는 계속 운동을 한다. 인체의 정화과정도 이와 비슷한 경우이다. 허브
를 먹고 그 다음날 완전히 건강과 몸의 균형을 되찾는다는 것은 기대할
수 없다. 인체가 독소를 제거하고 건강한 상태를 회복하려면 시간이 필
요하다. 정화 능력을 가진 허브와 영양이 풍부한 전초식품을 계속하여
먹는다면 결국 우리는 새로운 건강과 행복을 얻게될 것이다.

세계 최고의 의사 당신 몸 안에 있다

18장 더 큰 효과를 위한 식용 식물의 가공

식품에 들어있는 영양성분은 어떻게 기르고 거두어 가공하였는가에 따라 크게 달라질 수 있다. 허브는 환경에 민감하기 때문에 허브 원래의 영양과 의약적 가치를 보존할 수 있도록 섬세한 주의를 기울여야 한다. 허브의 배합과 가공

시장에 나와 있는 영양 식물들이 모두 똑같은 것은 아니다. 예를 들어, 인삼의 영양학적 가치는 전적으로 재배 방법에 좌우된다. 반면에 보리와 쌀, 그리고 선인장은 추수 방법에 의해 그 영양의 질이 결정된다.

대부분의 식물들은 자라는데 있어서 그다지 특수한 기후 조건을 필요로 하고 있지 않지만 그들 나름대로의 최적의 성장에 필요한 온도, 일사량, 수분, 토양, 거름 등의 조건은 각각 다르다. 기후가 식물의 특수성을 충족시킨다면 그 식물은 영양이 풍부한 결실을 맺는다.

질을 좌우하는 추수

추수하는 타이밍도 영양의 질을 높이는데 있어서 매우 중요한 비중을 차지한다. 우리는 식물이 영양 성분을 가장 많이 함유하고 있을 때 거두어들이는 것이 최상이다. 적절치 않은 시기에 추수한 농산물은 제대로 한 것보다 영양이 대단히 떨어질 것이다. 예를 들어, 최적의 영양의 가치를 지닌 농산물을 거두려면, 보리와 쌀의 경우는 아직 완전히 여물지 않았을 때 추수하는 것이 중요하다. 그러나 인삼은 수년이 지나고 완전히 여문 다음에 추수하여야 한다.

어떤 인삼 재배 농민들은 성장촉진제나 화학비료를 사용하여 인삼을 속성 재배하려고 한다. 이 요술은 그 효과가 괜찮아서 자연적으로는 8년 걸려야 할 것을 2년 내에 완전히 자라게 해준다. 그러나 화학비료는 식물의 영양의 질을 약화시켜 주기 때문에 결과적으로 화학비료의 영향을 받은 인삼의 영양가는 크게 감소할 수밖에 없다.

어떤 식물의 추수는 하루 중에도 언제인가가 중요할 수도 있다. 하루를 두고도 식물은 변화와 적응을 반복한다. 해바라기는 태양을 향해 고개를 돌리며 달맞이꽃은 차가운 밤에만 활짝 잎을 편다. 추수를 할 때는 항상 이런 경우를 고려해야 한다. 부채선인장은 신경초처럼 환경에 민감한 편인데 선인장내부의 액상성분이 산성도가 가장 낮은 시점인 오전 중간부터 오후 중간 사이에 추수하는 것이 가장 좋다.

여러 가지 지식과 주의가 필요한 가공

이상하게 생각할 줄 모르겠지만 허브제제나 건강식품으로 쓰이는 식물들은 가끔 적합지 않은 일부 식물이 가공 과정에 섞여 들어간 경우가 있다. 대부분의 경우 특정 식물들은 식물의 부위에 따라 영양학적인 가치는 각각 다르게 나타난다. 허브를 가공하려면, 허브의 어느 부분을 어떤 목적으로 사용해야하는가를 알아야 한다. 그렇지 않으면 공정을 거친 마지막 제품은 우리가 기대한 만큼의 영양적 가치를 지닌 식품이 되지 않는다.

식품이 어떻게 가공되는가 하는 것은 그것이 얼마나 건강에 도움이 되는 가를 결정하게 된다. 예를 들어, 어떤 식물은 물에 오랫동안 물에 담겨 있으면 손상을 받으며, 또 어떤 것은 열을 받으면 영양가치가 완전히 없어지기도 한다. 다시 한번 강조하지만 가공하려는 사람들은 식물 각각의 특성을 확실히 알고 있지 않으면 안된다.

선인장의 엑기스를 만드는 일은 제품의 영양적 가치를 보존하기위해 특별히 만들어진 가공 과정을 따르지 않으면 안 되는 특히 시간에 민감한 작업이다. 선인장의 가시로 인해 약간의 문제가 발생할 수 있지만, 이 가시를 제거하고 나서도 두꺼운 껍질을 완전히 벗겨내야 한다. 부피가 큰 이 껍질은 식용으로 쓰이지 않으며, 먹으면 소화기관을 자극할 수 있다. 또 하나 가공과정을 어렵게 하는 것은 선인장의 껍질을 벗겨내고

난 다음 내부의 액상성분이 변질되는 것은 시간문제가 된다는 것이다.

이와 같이 촉박한 시간문제로, 젤은 영양적 가치를 최적으로 유지하기 위해 즉시 가공되어야 한다. 일정한 규격을 맞추어 다음 공정을 준비하기 위하여 젤을 완전히 저어서 섞어 주어야 한다. 이 과정에서 젤을 으깨거나 압착하면 안 되는데. 젤 안에 있는 씨가 깨어질 수도 있기 때문이다. 젤이 잘 섞인 다음에는 구멍이 비교적 큰 여과기로 씨앗과 셀룰로오스 물질을 걸러내고, 다시 작은 구멍의 여과지를 통과시킨다. 마지막 세 번째 여과기로 젤 속에 남아있는 나머지 이물질을 걸러낸다.

여과기술로 선인장의 영양을 파괴하지 않고 안전하고 효과적으로 가공할 수 있다. 가능한 가장 깨끗하고 가장 영양 손실이 없고 가장 맛있는 엑기스를 얻기 위해서 이 가공 과정은 가능한 빠른 시간 내에, 되도록이면 2시간 내에 마치지 않으면 안 된다.

선인장에게만 특수한 공정과정이 필요한 것은 아니다. 수많은 식물성 식품은 자라는 환경과 영양적 특성이 각각 다르기 때문에 각 식물에 대한 가공 과정도 다양할 수밖에 없다. 특정 식물에 들어있는 특별한 영양소의 가공에는 이점을 최대로 살리기 위해서는 특수한 조건을 맞추어주어야 한다. 가공 과정이 적절히 이루어지기 위해 전문가가 복잡한 결정을 끝없이 내려야 한다.

허브를 농축하는 방법

농축된 허브나 다른 식물성 식품은 농축방법이 어떻게 수행되었는가에 따라 영양의 질이 결정된다. 소비자들은 종종 더 많이 농축된 제품을 골라 사는 것이 최고로 현명한 선택이라고 생각하는데, 선택에는 더 많은 사항을 살펴보아야 한다. 앞에서 알게 된 바와 같이 공정 과정에 식물의 적합지 않은 부분이 들어갔다면 가공을 거친 최종 제품의 영양의 질 또한 만족할 만한 결과를 가져오지 못한다. 농축 제품의 영양적 가치는 어떻게 농축되었는가에 따라 크게 좌우된다.

신선하고 영양이 풍부한 당근을 뜨거운 태양에 말리는 것은 이 채소를 보다 작고 영양가를 가진 형태로 농축하는 최선의 방법은 아니다. 그러나 동결 건조 방법은 식물성 식품을 농축시키는 가장 좋은 방법 중의 하나이다. 이 방법은 온도가 아주 낮기 때문에 고온에서 농축하는 것과는 달리 영양이 파괴되지 않는다. 동결건조 식품이 부수적으로 갖게 되는 이점으로는 식물 원래의 맛, 모양, 특성, 크기를 그대로 유지 할 수 있다는 것과 최종산물이 무척 가벼워 운반이 용이하다는 것, 그리고 다른 방법으로 가공한 것 보다 훨씬 유통기간이 길어진다는 것 등이다.

허브제제의 제조에 중요한 영양학적 균형

허브제제를 사용할 때에는 어떤 배합을 가지고 있는지를 알아야 한다. 배합상의 영양학적 균형이 맞았는가는 매우 중요하다. 배합이 잘 맞아야만 허브가 가지는 에너지를 강화시킬 수 있다. 배합이 좋지 않으면 허브의 기능은 현저하게 줄어든다.

전통의 관점에서 영양학적 균형은 고대 동양 사상인 음과 양에 의해 결정된다. 음과 양은 각각 서로를 보완한다. 음의 성질은 차갑고, 어둡고, 수동적이며, 비활동적이다. 양의 성질은 뜨겁고, 밝고, 자극적이고, 흥분시키며, 활동적이다. 음양의 균형이 맞게 허브를 배합하면 건강에 큰 효과를 내는 제품을 얻을 수 있을 것이다.

다른 형태의 음양의 균형은 다른 허브를 사용하여 얻을 수 있다. 예를 들면, 인삼에는 여러 종류가 있다. 한국 인삼은 뜨거운 특성을 가지고 있는 반면에 시베리아 인삼은 차가운 특성을 가지고 있다. 길림 인삼은 뜨거움과 차가움에 있어서 균형을 갖추었으며 이로 인해 세 종류의 인삼 중 가장 음양의 균형이 맞으며 영양학적 가치를 가지고 있다. 말할 것도 없이 셋 중에 가격도 가장 비싸다.

허브를 가공하려면 모든 허브의 영양학적, 의약적 요소를 세심히 고려하여 이들을 섞을 것인가 아니면 따로따로 가공할 것인가를 결정하여야 한다. 허브를 애용하는 많은 사람들은 현대 의약 성분의 절반가량이 식물에서 왔다는 사실을 모른다. 적절한 처방이 없이는 허브나 허브의 배합이 잘못되고 예기치 못한 결과를 얻을 수 있다. 허브를 분별없이 사용하는 것도 원치 않는 부작용이나 그 이상의 결과를 초래할 수 있다. "천연"이라는 말이 "건강"을 의미하는 것은 아니라는 것을 잊어서는 안 된다. 커피나 마리화나 같은 것은 말 그대로 천연 허브이지만, 확실히 우리의 건강에 좋지는 않다.

허브식품을 만드는 몇몇 회사들은 여러 종류의 허브를 한꺼번에 쪄서 그 성분들을 섞고자 한다. 이런 방식은 단순히 허브들을 모아 섞어 같은 온도로 찌는 것이다. 이 방법은 콩, 당근, 리마콩 등을 더욱 맛있게 할 수 있을지 모르지만 종종 식물의 영양이 파괴되는데, 이들을 처리하는 온도와 그 시간이 서로 다르기 때문이다. 영양학적 균형은 깨어지고 그 결과는 결코 만족할 만한 것이 아니다. 최상의 질과 영양상 균형이 맞게 잘된 배합을 얻으려면, 먼저 따로 농축된 허브를 구입하여 배합해야 한다.

18강 더 큰 효과를 위한 식용 식물의 가공

허브 가격의 차이

　시장에는 브랜드가 각기 다른 여러 종류의 인삼들이 팔리고 있다. 그러나 이들은 모두가 한 병에 100캡슐이 들어있다. 어떤 것들은 한 병에 5달러인데, 또 어떤 것들은 한 병에 10달러이다. 무슨 차이가 있다는 말인가?

　여기에는 여러 가지 요소가 포함되어 있다. 허브를 재배한 환경, 추수의 시기, 허브의 가공 과정에 대한 전문적 지식, 가공 방법 등이 합해져 우리가 사게 되는 최종 제품의 그리고 그 밖의 노력에 따라 마지막 제품의 질을 결정한다. 값싼 인삼을 구입하는 것이 과연 돈을 아끼는 것일까? 우리가 구입한 인삼이 저품질이라면 결코 돈을 아꼈다고 말할 수 없다. 사실은 그 인삼 효능이 기대만큼의 결과가 나오지 않기에 돈을 낭비한 것이나 다름없다. 올바르게 끝까지 적절히 만들어진 최상질의 허브만이 최대한의 영양학적 이점을 줄 수 있다.

결론: 질병을 막아주는 천연 영양물질

　천연이란 외부에 의해 간섭받지 않거나 영향 받지 않은 있는 그대로의 사물을 말한다.　어떤 사람들은 과학에 자연적인 소질이 있고 어떤 사람들은 농구와 같은 운동에 자연적인 소질이 있고 어떤 사람들은 예술에 자연적인 소질이 있다.　여기에서의 자연 또는 천연은 본래부터 가지고 있는 좋은 것, 외부의 영향을 받지 않은 타고난 것을 의미한다.

　건강함을 타고 났다든가 육체가 자연스럽게 건강을 유지하고 있다는 것은 참으로 대단하지 아니한가?　불행하게도 우리의 몸은 전염병을 비롯한 여러 질병에 걸리기 쉽고 늘 외부로부터 영양을 필요로 한다.　게다가 면역계가 건강하지 않으면 외부에서 치료의 도움을 받아야 한다.　이러한 인체의 부족함을 충족시키기 위해 우리는 언제부터인가 자연에서 해답 즉, 건강에 좋은 음식을 찾는 것 대신 인위적으로 합성한 화학물질로 병을 치료하고 배고픔을 이기려 하게 되었다.　건강에 도움을 주는 천연 식품은 인체에 활력을 불어넣어주고 질병 예방에 도움을 준다.

　인체는 천연 성분은 받아들이고 비천연성분은 거부하도록 되어있기 때문에 천연 식품을 먹으면 건강이 좋아질 수밖에 없다.　그러기에 인체는 친숙한 천연 식품과는 조화가 잘 된다.　천연 식품은 인체에 부족하거나 필요한 영양분을 보충하여 면역계를 강화시키고, 면역계로 하여금 여러 질병을 예방하도록 한다.　면역계는 대단히 복잡한 구조를 가지고 있으나, 면역계를 돌보는 것은 대단히 단순하다.　건강한 음식을 제공해 주는 일이다.

　항생제나 다른 화학물질들은 침입한 병균과 싸우는 면역계를 돕는데 그 목적이 있는 반면, 건강한 자연 식품에 들어있는 파이토케미칼이나 항산화제 같은 영양소는 침입한 세균이나 바이러스에 의해 생길 수 있는 손상을 실제로 예방하여 준다. 이 사실은 현대에 창궐하는 전염병이 면역계의 능력을 위협하고 있는 현실을 고려해볼 때 지극히 중요하다.

자연은 합성 약품이나 영양보조제보다 더 완전한 해결책을 제시한다. 천연식품은 단순히 몇 개의 영양소만을 공급하는 것이 아니라 가장 균형이 있고 배합이 잘된 종합영양소를 일괄적으로 공급한다. 위험스러운 오해는 정제된 영양소가 필요한 영양요구를 채워줄 수 있다고 생각하는 일이다. 천연 무가공 식품은 최적의 영양학적인 균형을 갖춘 상태이며 질병과 싸우기 위해 면역계가 필요한 영양소를 제공한다.

현대 과학 즉, 영양면역학과 접목한 허브의 전통은 전 세계에 걸쳐 인류의 건강을 향상시켰다. 대자연과 인간의 본질은 서로 밀접한 관련을 맺어 몸으로부터의 이물질을 제거하는 면역계의 최종 목표를 촉진하도록 되어있다. 그러기에 이 과정은 자연 그 자체일 수밖에 없다.

부록 : 식용식물개요

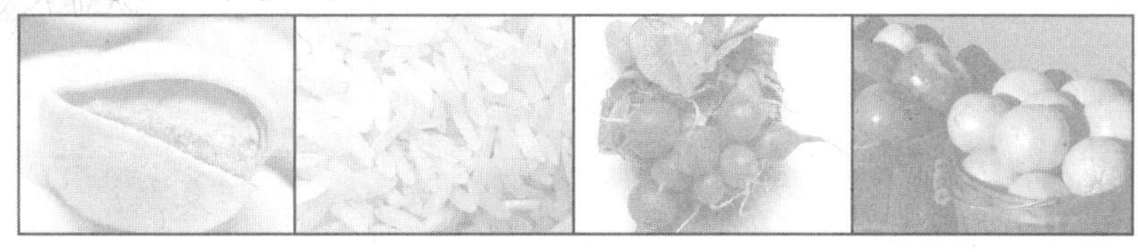

비타민, 산, 단백질, 그리고 그 밖의 다른 원소들은 원래 상태에서 정제되거나 떨어져 나가면, 화학물질이고 알려진 존재가 된다. 이런 화학물질 혹은 정제된 원소는 자연으로부터 온 것이지만, 이들 각 성분의 영양학적인 균형이나 영양 효과는 식물 자체에서 분리되면 줄어들 수밖에 없다. 정제되지 않은 자연 상태의 서로 다른 영양소를 합치면 상승효과가 나타나는데, 서로 다른 종류의 무가공 식용 식물을 혼합하여 먹으면 단지 각각의 영양을 합쳐 파생되는 산술적인 기대치보다 상당히 더 큰 효과가 나온다. 인체는 무가공 식용 식물에 있는 영양소를 쉽

알팔파

식물의 아버지로 알려진 알팔파를 사용한 역사는 지금으로부터 2500년 이전으로 거슬러 올라간다. 오늘날은 대부분 가축 사료용으로 사용되고 있지만 알팔파는 인체에 많은 유익을 가져다준다. 어떤 알팔파는 꽃의 윗부분과 잎에 향기가 있는데 샐러드로 먹을 수 있다. 캘리포니아 인디언들은 알팔파 씨를 밀가루 음식에 집어넣어 먹기도 하였다. 오늘날 많은 사람들은 샐러드나 샌드위치에 알팔파 싹을 첨가하여 맛을 즐긴다.

알팔파 잎에는 엽록소와 비타민 K가 특히 많이 들어 있으며 이밖에 비타민 A, C, D, E, 나이아신 등이 들어 있다. 알팔파에는 또한 칼슘, 마그네슘, 인, 칼륨과 같은 필수 미네랄이 함유되어 있다. 알팔파의 영양적 가치는 방대한데 혈중 콜레스테롤 수치를 낮추어주며 동맥에 쌓여있는 플라그를 없애주며 뇌하수체의 기능을 증진시켜주며 결장에 있는 발암인자를 중화시켜준다. 알팔파에는 또한 항진균 성분이 있다.

알팔파는 또한 강장제와 이뇨제로도 쓰인다. 인도의 가장 오래된 의학인 아유르베다 의학에서는 알팔파를 피와 간을 정화시키고 궤양을 누그러뜨리고 관절염 증상을 완화시키고 수분을 유지시키는데 사용한다. 본초학자들에 의하면 알팔파는 간에 영양을 주며 빈혈, 궤양, 당뇨, 출혈, 관절염, 대장염, 좌골신경통, 류마티스염 등에도 효과가 있다.

택사 뿌리

택사는 쇠태나물이라고도 한다. 택사의 딱딱한 뿌리는 겨울에 성분 효력이 가장 높아 이때 수확을 한다. 녹말이 풍부한 택사 뿌리는 칼묵족을 비롯한 몇몇 아시아 부족에게는 전통적인 식량의 원천이 되어오고 있다. 한방에서는 수백 년 동안 신장 질환을 치료하기 위해 택사의 뿌리를 이뇨제로 사용해왔다. 택사 뿌리는 현기증, 어지러움, 그리고 뼈 진통에도 사용된다.

택사 뿌리에서 채취한 성분으로 마취가 된 개에게 정맥주사를 놓았더니 개의 혈압이 낮아지는 결과가 나왔다. 사람에게도 똑같은 실험을 했는데 같은 결과가 나왔다. 택사 뿌리에 대한 연구에 의하면 이 뿌리는 혈청 포도당 수치를 낮추어준다. 혈청 포도당 수치가 높으면 당뇨병의 위험이 높아지며 발작이나 관상동맥질환이 생길 수 있다.

사과

"하루에 사과를 두 개씩 먹으면 건강을 지킬 수 있다."는 옛 말이 있는데 최근 수년간의 연구에 의하면 사과에는 몸에 좋은 여러 성분이 들어있다. 사과에는 비타민 B_1, B_2, B_5, C, 나이아신, 섬유질, 펙틴, 칼륨이 함유되어 있는데 이 물질들은 강장제, 해열제, 청정제 역할을 한다. 하루 한 잔의 사과 쥬스를 마시면 류마티스 방지와 이뇨 작용에 도움이 된다.

본초학자들은 해독제, 바이러스 예방, 변비, 소화, 곽란(급체)에 사과를 이용한다. 사과는 또한 피로, 류마티스, 장관 감염, 고콜레스테롤 치료에도 쓰인다. 하루에 사과 2개를 먹으면 콜레스테롤 수치를 10% 가량 낮출 수 있다.

아스파라거스

아스파라거스는 다년생 농작물로서 대부분의 야채 식물들과는 다른

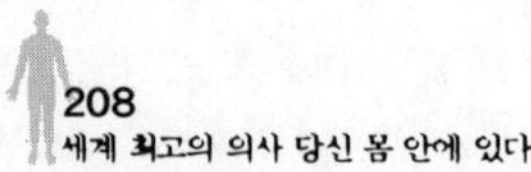

재배 기술을 요한다. 초봄에는 아스파라거스의 싹을 먹을 수 있으며 늦봄에는 그 열린 꽃을 옥수수를 먹는 방식과 유사하게 먹을 수 있다. 여러 음식에 아스파라거스 꽃가루를 첨가하기도 한다.

아스파라거스는 잘 알려진 식물이기는 하지만 아직까지 이 식물의 영양적 가치는 저평가되어 있다. 아스파라거스에는 단백질, 섬유질, 비타민(특히 B_1, B_2, C)이 풍부하다. 아스파라거스는 신장과 비뇨기의 기능을 원활하게 하며 소화기관을 정화한다. 최근에는 류마티스나 심장병으로 인한 부종 치료에도 사용된다.

바나나

바나나는 사람이 경작하기 힘든 식물로 오래전에는 원산지가 아시아였으나 지금은 전 세계에 분포되어 자생하고 있다. 여러 방법으로 먹을 수 있는 이 식물은 익힐 필요 없이 날로 먹을 수 있으며 튀기거나 굽고 삶고 말려 먹을 수도 있으며 퓌레(육류나 채소류를 갈아서 체로 걸러 농축시켜서 요리에 기본적인 맛을 내는 재료)로 만들어 이것으로 바나나 음료를 만들기도 한다. 또한 바나나를 발효시켜 포도주를 비롯한 술과 식초를 만들 수 있다. 인도에서는 바나나의 잎자루, 잎, 껍질을 태워 이것을 소금의 대체물로 쓰며 타고난 재는 카레 요리에 쓴다. 다 여문 바나나에는 설탕, 단백질, 칼륨, 미네랄, 비타민 A, B, C, E가 함유되어 있다.

다 자란 바나나는 전통적으로 메스꺼움을 완화하고 장에 있는 유익한 세균을 만들고 변비와 설사를 완화하는데 쓰였다. 다 자라지 않은 바나나와 플란틴(바나나의 일종)은 수렴 성분을 갖고 있어서 설사 치료에 도움이 된다. 쿠바에서는 플란틴 잎을 시럽으로 만들어 감기나 기관지염 같은 흉부질환 치료에 쓴다. 바나나 나무의 뿌리도 의약적인 가치가 있는데 기침으로 인해 피가 나오는 것을 막아준다.

쌀과 보리

쌀과 보리는 옛날부터 재배되어왔고 경배의 대상이 되기도 하였다. 쌀과 보리는 세계적으로 재배되는 농경 식물인데 이들 식물의 잎도 매우 영양적 가치가 있다. 쌀과 보리는 비타민 B, E, 단백질, 탄수화물, 미네랄이 풍부한데 어느 식량원과 비교해도 손색이 없는 작물이다.

또한 쌀과 보리에는 영양이 풍부하고 소염 성분이 들어있기 때문에 환자에게 필요한 식품으로 권장되기도 한다. 쌀과 보리는 밀보다 냉각작용과 정화작용의 효과가 더 있으며 소화기관에도 효과가 있다. 쌀과 보리는 수많은 영양소를 함유하고 있기 때문에, 이들의 낟알과 잎을 서로 혼합하여 먹으면 훌륭한 음식이 된다.

검은 콩

강낭콩과(科)에 속하는 검은 콩은 멕시코에 그 기원을 두고 있으며 여러 식품에 첨가하여 먹으면 제격인 식물이다. 동양 의학에 따르면 '검은 콩'은 덥고 뜨거운 성질을 갖고 있으며 단맛이 난다. 한방에서는 콩은 한방에서 요통, 관절통, 유정, 불임에 사용된다. 검은 콩 쥬스는 쉰 목, 후두염, 신장 결석, 요로 장애, 갱년기로 인한 열성 홍조에 사용된다.

블루베리

블루베리의 여러 특징 중의 하나는 독특한 향기이다. 블루베리에는

세계 최고의 의사 당신 몸 안에 있다

안티싸이아노싸이드라는 천연 물질이 들어있고 비타민과 미네랄 성분이 풍부하여 면역계 강화에 많은 도움을 준다. 블루베리에는 또한 인체의 건강에 도움을 주는 비타민 A, C, 철, 유기산이 풍부하게 들어있다. 블루베리에 함유되어 있는 비타민 A는 야맹증 개선에 도움을 준다.

스웨덴 민간요법에서는 블루베리를 설사 치료에도 이용했는데 스웨덴에서의 최근 연구에서 이 식물에는 설사치료에 효과를 나타내는 성분이 포함되어 있음이 밝혀졌다. 파리와 부다페스트에서 연구하는 과학자들의 연구에 의하면, 블루베리는 인체에 콜레스테롤이 쌓이는 것을 막아준다. 토끼를 대상으로 블루베리에 대해 연구한 실험에서, 블루베리 추출물을 첨부한 고콜레스테롤 식품을 먹은 토끼들은 고콜레스테롤 식품만 먹은 토끼보다 대동맥에 있어서는 지방이 만들어졌고 혈관에서도 질병이 덜 생겼다. 과학자들에 의하면 고콜레스테롤 식품을 먹으면 혈관벽이 손상되어 지방이 침투하여 모여 굳게 되고 결국은 동맥경화증이 발생될 수 있다. 블루베리 추출물은 혈관을 강화시켜 콜레스테롤이 혈관 안으로 침투하지 못하도록 하여 혈관 손상을 방지한다. 블루베리의 효과는 심장병 치료에 큰 도움을 줄 수 있다.

브로콜리

브로콜리에 대해서는 아시아의 일부 지역에서는 좋은 식품으로 애용하고 있으나 북미의 어린이들은, 때로는 어른들도, 브로콜리를 별로 좋아하지 않는다. 지금까지 브로콜리의 영양학적 가치는 저평가되어왔다. 초록색을 띠는 이 채소에는 항암 성분으로 알려진 인돌, 글루코시놀레인산, 다이싸이올싸이온, 캐로티노이드가 풍부하게 함유되어 있다. 1950년대 미육군은 치명적인 방사선에 노출된 돼지에게 브로콜리를 먹인 이후 어떤 결과를 나타내는가에 대해 연구했다. 400마리의 돼지가 브로콜리를 먹고 400래드의 방사선을 쐬었는데 이들 중 65%가 생존하였다. 반면에 브로콜리를 먹지 않고 방사선만 쐰 돼지들은 한 마리도 생존하지 못했다.

최근 존스 홉킨스 의과대학 과학자들의 발견에 의하면, 브로콜리의 싹에는 파이토케미칼 성분의 일종인 이소싸이오시안산이 다 여문 브로콜리보다 5배나 더 많다. 이소싸이오시안산은 인체를 해독하는 효소의 작용을 강화시키며 암으로부터 인체를 보호한다. 이소싸이오시안산과 설포라페인은 특히 II상의 효소의 기능을 강화시키는데, 이 효소는 DNA에 손상을 가하여 암을 유발하는 해로운 성분을 사전에 파괴하여 버리는 역할을 한다.

양 배추

한국의 김치에서 독일의 싸우어크라우트에 이르기까지 배추는 세계 여러 나라의 식탁에 계속 올라온다. 아직까지 많은 사람들은 양배추가 항암 성분을 가지고 있다는 것을 잘 모르고 있다. 이 양배추에는 단백질, 탄수화물, 비타민, 미네랄 등의 귀중한 영양분과 항암 성분이 들어있다. 양배추의 항암 성분에 관한 연구는 1970년 초 워텐버그 박사와 색슨 그레이엄 박사에 의해 가장 먼저 실시되었다.

워텐버그 박사는 양배추와 기타 야채를 생쥐에게 먹여 항암 효과를 연구하였으며 그레이엄 박사 연구팀은 병원의 환자에게 양배추를 먹여 이로 인한 양배추와 암과의 상관관계를 연구하였다. 그레이엄 박사는 매주 1회씩 양배추를 먹은 환자에게서 결장암에 걸릴 위험성이 66%나 감소하며 더구나 양배추를 많이 먹을수록 암 발생 가능성은 줄어든다는 사실을 발견하였다. 한편 워텐버그 박사는 양배추에서 추출한 인돌과 발암 성분을 동시에 먹은 생쥐들은 발암 성분만 먹은 생쥐들보다 생존율이 45%가 더 높다는 사실을 발견하였다. 이 실험은 풍부한 영양을 얻기 위해 식품의 선택이 얼마나 중요한가를 보여주고 있다.

선인장

대부분의 사람들은 선인장을 사막에서 자라는 가시가 많은 잡초쯤으로 여길 뿐 영양이 풍부한 식물로는 생각하지 않는다. 그러나 선인장에는 우리에게 유익이 되는 수많은 영양소가 들어있다.

선인장이 많이 분포되어 자라는 미 남서부지역에는 선인장은 종종 이국적인 풍경을 만들어내는데 쓰인다. 그러나 선인장은 이외에도 인간의 식량으로도 오랫동안 이용되어왔다. 지금도 남미 여러 지역에서는 마땅한 식량을 구할 수 없는 1년 중 두 달 동안은 선인장을 유일한 대용 식량으로 이용하고 있다. 선인장의 외부에는 가시가 많지만 그 안은 부드러운 젤과 같은 물질이 있는데 여기에는 인체 건강에 큰 도움을 주는 수많은 영양소와 미네랄이 함유되어 있다. 어떤 선인장은 그 안에 들어있는 물질이 수박에 들어있는 물질과 그 모양이 비슷한데 다량의 수분, 설탕 그리고 여러 영양소를 함유하고 있다. 선인장은 특히 인체의 면역계에 큰 도움을 주는 독특한 성분인 파이토케미칼을 많이 함유하고 있다.

선인장은 면역계에 활력을 주는 영양소가 많이 들어있어 면역계 기능이 저하된 사람들에게 큰 도움을 준다. 최근 지연형 과민반응(DTH) 피부 반응 검사를 사용하여 생체내의 무반응을 측정하는 실험이 있었다. 이 실험 결과, 선인장이 함유한 영양소는 비정상적으로 나타나는 DTH 반응을 양호한 상태로 발전시키는데 큰 역할을 하였다. 선인장의 효과에 관한 실험이 있었는데 한쪽 그룹에는 물 대신 선인장 쥬스를 식수로 4

주 동안 먹였고 다른 한 그룹에는 일반 식수만 4주 동안 먹였다. 이 실험 결과, 선인장 쥬스는 면역기능을 저하시키는 지연형 과민반응을 호전시켜 세포의 면역 기능을 강화하였다.

엡시타인-바 바이러스에 감염된 환자를 대상으로 이 바이러스 항원에 대한 면역반응을 연구하는 실험이 있었다. 엡시타인-바 바이러스는 림프구의 활동을 현격히 둔화시키기 때문에 이 바이러스에 감염된 환자는 다른 질병과 전염병에 걸릴 위험에 빠지게 된다. 그런데 연구에 의하면 이 바이러스에 걸린 환자들에게 선인장으로 치료를 한 결과 이들 중의 60%는 면역 반응에 있어서 현격한 증가세를 보였다. 이 실험에서 알 수 있는 것은 선인장은 면역계가 많이 약화된 환자의 면역 기능을 향상시킨다는 것이다.

선인장은 세계 여러 나라에서 인슐린 비의존성 당뇨병 환자를 치료하는데 쓰이기도 한다. 선인장은 당뇨병 환자의 혈당을 실질적으로 낮추어주는 성분을 함유하고 있다. 한 실험에서 인슐린 비의존성 당뇨병 환자들을 반으로 나누어 한 쪽 그룹에게는 12시간을 단식시킨 후 선인장을 먹이고 나머지 다른 한 쪽 그룹에게는 일반 식수를 먹였다. 이 실험에서 선인장을 먹은 당뇨병 환자들의 혈당치는 감소한 반면 식수만 먹은 당뇨병 환자들의 혈당치는 변화지 않았다.

선인장이 가져다주는 효과는 이밖에도 더 있는데 선인장은 피부 치료에도 높은 효과를 나타낸다. 한 실험에서 피부에 상처를 입은 환자들의 환부에 선인장을 발라 1주일 동안 치료를 하였다. 1주일이 경과한 이후 선인장으로 치료를 받은 환자들 중 상처 부위가 줄어든 사람은 75%에 이른 반면 선인장으로 치료를 받지 않은 환자들 중 상처 부위가 줄어든 사람은 39%에 지나지 않았다. 선인장으로 치료받은 환자들의 환부는 불그스름한 색깔을 띠게 되는데 이는 환부에 혈액순환이 증가하고 있음을 가리키는데 염증은 생기지 않는다. 선인장은 또한 상처가 아문 이후의 흉터 자국이 생기는 것을 막아준다. 선인장으로 치료를 받은 환자들의 환부는 선인장으로 치료를 받지 않은 환자들의 환부보다 상처가 아문 이후의 흉터 자국이 훨씬 더 작았다. 이 연구를 통해서 볼 때 선인장은 상처의 치료와 그 환부의 신진대사에 큰 도움을 주며 또한 아문 이후 흉터 자국이 생기는 것을 억제한다.

수많은 사람들이 작게는 부풀어 오르는 증상에서 크게는 거동에 불편을 주는 류마티스성 관절염에 이르기까지 여러 염증 장애를 겪고 있다. 이러한 염증 장애를 치료하기 위해 수많은 의약품들이 사용되고 있으나 이로 인해 인체에 해를 가져다주는 부작용이 종종 나타난다. 반면에 선인장은 인체에 그 어떤 부작용도 일으키지 않고 염증을 완화시키는 효능을 가지고 있다. 과학자들은 관절염에 대한 선인장의 효능에 대해 실험한 결과 선인장은 염증을 빠른 속도로 60%까지 줄이는 것으로 나타났다. 선인장은 관절염을 치료하는 데에만 큰 효과가 있는 것이 아니라 관절염을 미연에 방지하는 역할도 한다.

선인장 열매

선인장 열매에는 매우 가치가 높은 영양이 풍부히 들어있다. 10mg의 비타민 C와 비교한 한 열매 당 항산화 효능은 무려 7배나 높다. 선인장 열매에는 싸이아민, 리보플라빈, 베타 캐로틴, 싸이아노코발아민, 비타민 C, A, E, D 등 뛰어난 영양소가 함유되어있다.

선인장 열매는 또한 여러 면으로 이용되고 있다. 부채선인장 열매를 함유한 화장품은 얼굴 피부를 부드럽게 하고 수분을 유지시켜준다. 선

인장 열매를 함유한 화장품을 8일 정도 얼굴에 바르면 그 바른 얼굴 피부
의 수분은 26%나 증가한다. 선인장 열매는 소염제 역할도 한다. 선인장
열매의 효능과 가치는 아직도 다 밝혀지지 않았기 때문에 앞으로도 많은
연구자 필요하다.

동백꽃

　동백꽃은 특유의 은은한 향기로 인해 전 세계에서 널리 재배되고 있
다. 일본에 그 기원을 두고 있는 동백나무는 수분유지 성분이 있기 때문
에 전통적으로 헤어와 피부 미용에 사용되었다. 본초학자들은 동백나무
를 수렴제, 지혈제, 강장제, 객혈, 화상에도 사용한다. 동백나무 씨로 만
든 오일에는 항산화 성분과 아라비노오스, 카멜린, 람노오스, 티아사포
닌이 함유되어 있다.

　일본의 세키네 박사 팀은 1991년 동백나무 씨를 분석하여 여기에서 캠
프롤의 일종인 새로운 두 가지 파이토케미칼을 발견하였다. 스위스의
세 과학자 로쓰, 쒜프너, 헤를텔은 캠프롤은 식물성 에스트로겐 성격도
띠고 있음을 밝혀냈다. 근래에 사용되고 있는 에스트라디올 물질은 에
스트로겐 대체 요법과 알츠하이머병에 걸릴 위험성을 줄이는데 쓰이는
데, 캠프롤은 에스트라디올과 비슷한 작용을 하며 인체를 보호하는 역할
을 한다. 그런데 캠프롤은 에스트라디올보다 에스트로겐 수용체 세포에
대한 에스트로겐 반응이 더 약하기 때문에 에스트라디올에 비교하면 유
방암 발생 위험을 감소시켜주는 효과가 있다.

　동백나무를 원료로 대부분의 차는 동백나무 잎이 주원료인데 이 잎에
는 카페인이 많이 함유되어 있다. 그러나 동백나무 꽃은 향기가 나면서
도 카페인을 함유하고 있지 않다. 이런 이유로 동백나무 꽃은 카페인 부

작용을 일으키지 않아 허브차로 많이 이용된다.

당근(앤 여왕의 레이스, 자생 당근)

온화한 기후를 갖추고 있는 유럽과 북미의 목초지나 길가를 따라가다 보면 자생(自生)하고 있는 당근을 손쉽게 볼 수 있다. 자생 당근의 뿌리는 베 짜는 북 모양인데 당근은 향기가 강해 당근을 보지 않고도 멀리서 당근의 향기를 맡을 수 있다. 당근은 오랫동안 식품과 의약 그리고 미용에 이용되어왔다. 속설에 의하면 당근은 앤 여왕의 피 한 방울을 상징한다고 하는데 앤 여왕은 그녀의 손가락에 실을 동여매고 바늘로 그 동여맨 손가락을 찔렀다는데서 유래되었다. 그 이후 오늘날 자생 당근에게 주어진 가장 흔한 이름 중의 하나가 '앤 여왕의 레이스' 이다.

전해오는 말에 의하면 지금의 당근은 16 세기 때 독일의 원예가에 의해 개량된 것이라고 한다. 앤 여왕 시대인 1600년경 당근은 식품과 의약으로 사용되었다. 이뇨제와 신장결석 치료제로 당근을 삶아 먹기도 하였다. 당근 씨도 몸 안의 기생충 제거와 헛배가 부를 때 사용되었다. 사실 당근은 뿌리에서 그 잎까지 모든 부분이 의약적 목적으로 사용되었다. 당근은 영국인들에게 있어서 매우 중요한 식품이었기에 영국 사람들이 식민지인 미국에 건너올 때 당근 씨도 함께 가지고 왔다. 그 후 당근은 미국 곳곳에 퍼져 오늘날 야생으로도 많이 자라고 있다.

유명한 본초학자인 니콜라스 쿨페퍼는 그의 저서 "허브의 모든 것"-이런 종류의 책으로는 최초의 책-에서 자생 당근에 관해 이렇게 언급하고 있다. "당근은 몸을 따뜻하게 하고 옆구리의 통증을 없애준다. 이뇨제 역할을 하여 결석을 예방하며 여성의 생리를 원활하게 한다. 당근 씨는 수종을 앓거나 헛배가 부른 사람에게 좋다. 복통이나 신장결석에도 효

부록 : 식용 식품 개요

과가 있으며 모유의 질을 좋게 한다. 당근 씨를 포도주와 함께 먹든가 포도주로 삶아 먹으면 임신에도 도움이 된다. 당근 잎을 꿀과 함께 먹으면 늘 아파오던 곳이나 궤양을 말끔히 치료하여 준다.”

자생 당근에는 영양적으로 필수적인 베타 캐로틴, 비타민 A가 함유되어 있다. 현대 의학에 있어서 당근은 암 환자의 식이요법에 있어서 중요한 역할을 한다. 당근은 또한 체액 정체 치료에도 사용된다. 당근에 들어있는 캐로틴은 시력을 강화하는 역할을 한다.

결명자

중국에서는 결명자를 콩으로 분류한다. 결명자 씨는 꽤 큰 편인데 동양에서는 음료에 이용되기도 한다. 결명자 씨나 열매는 백내장이나 결막염, 녹내장 등의 여러 종류의 안질환 치료에도 쓰인다. 결명자는 또한 두통 치료와 간 정화에도 이용된다.

연구에 의하면 결명자 씨에는 종양을 억제하는 성분이 들어있다. 결명자 씨에는 혈압을 조절하는 성분이 들어있기 때문에 고혈압 치료에도 사용된다. 최근 실험에 의하면 결명자는 인체의 혈중 콜레스테롤 수치를 현격하게 낮추어주는 역할을 한다.

버찌

버찌는 크기나 색깔, 향기에 있어서 다양한 모습을 띠고 있는데 그 나름대로 다 좋은 특색을 띠고 있다. 시큼한 맛을 내는 연붉은 버찌에는 비타민 A, 칼슘이 많이 함유되어있으며 달콤한 맛이 나는 검붉은 버찌에는 칼륨, 비타민 C, 인이 많이 함유되어있는데 이 두 버찌에는 공통으로

세계 최고의 의사 당신 몸 안에 있다

식이 섬유가 함유되어있다. 신맛이 나는 버찌에는 암을 예방하는 올레인산이 함유되어 있다. 민간요법에서는 벚나무는 통풍을 예방하는 것으로도 알려져 있다.

모든 종류의 버찌에는 파이토케미칼인 플라보노이드 그룹에 속하는 쿼써틴이 함유되어있다. 영국 로왯 연구소 과학자들에 의하면 쿼써틴은 계속되는 산화의 공격으로부터 인체를 보호하는 기능을 한다. 이 파이토케미칼은 항암 성분을 가지고 있으며 생리전 증후군을 완화하는데 사용된다. 연구에 의하면 쿼써틴은 프로테인카이네이즈 C의 활동을 억제하여 췌장 종양을 예방하는 성분을 함유하고 있다.

버찌에는 또한 충치를 억제하는 성분이 있다. 포시쓰 치아 센터의 과학자들의 연구에 의하면, 검은 버찌 쥬스는 충치의 바로 전단계인 치석을 만들어내는 효소활동을 89%나 감소시킨다. 버찌는 치아를 건강하게 유지하는데 큰 역할을 한다.

새삼

새삼은 숙주 식물을 감싸 비트는 특성 때문에 널리 많은 사람들의 사랑을 받지 않을 수도 있겠지만 허브 치료제로서 아주 유용한 식물이다. 새삼은 1세기 이래로 각종 의약 서적에 계속 기록되어왔다. 새삼은 이제는 더 이상 "우울증을 제거"하고 "기분을 유쾌"하게 만드는데 이용되지는 않지만, 새삼에는 하이드록시시나민산과 플라보노이드의 일종인 캠프롤과 쿼써틴 등 건강에 유익한 성분이 함유되어있다. 캠프롤과 쿼써틴의 에스트로겐 수용체에 대한 에스트로겐 반응은, 인체에 있는 에스트로겐이 에스트로겐 수용체에 대한 에스트로겐 반응보다 더 약하게 반응한다. 그래서 이 물질들은 유방암 예방에 잘 활용될 수 있다. 에스트로겐이 과다하게 생산되면 암을 일으킬 수 있기 때문이다. 올바니에 있는 뉴욕 주립대학의 Z. 후앙 박사 팀의 연구에 의하면, 쿼써틴은 시험관 내에서 가장 강력한 에스트로겐 설파테이즈 역할을 하기 때문에, 생체내의 항에스트로겐 기능으로 유용하게 쓰일 수도 있다. 새삼 씨의 주요한 성분 중의 하나인 쿼써틴은 암 예방에 큰 효능을 가지고 있다.

구절초

1년생인 이 식물은 종류와 색깔, 크기에 있어서 다양하다. 이 식물을 의약적으로 사용한 시기는 기원전 1세기로 거슬러 올라가는데 그 당시 중국 의학서인 신농본초에 이 식물에 대한 기록이 처음으로 나타난다. 이 식물류 중 가장 흔한 것 중의 하나인 쑥갓은 식용과 의약용으로 많이 애용된다.

구절초에는 뿌리에서 그 잎까지 인체에 도움을 주는 영양소가 풍부하여 모두 식용으로 쓰인다. 이 식물의 어린잎은 싸한 맛이 나는데 식사 때 야채에 곁들여 먹기도 한다. 줄기는 잘라서 볶아 먹는다. 고대 도교에서는 구절초 꽃 윗부분을 종교의식에서 불로장생약을 만드는데 사용하였는데 그들은 이렇게 하여 만든 불로장생약을 불멸의 음료수로 여겼다. 구절초로 만든 차는 냉각작용과 항생작용의 효과가 있으며 혈압을 낮추는데 도움을 준다. 구절초 꽃은 원기 회복에 도움이 되며 결막염, 안구 건조, 흐릿한 시야, 안구 반점 등의 안질환과 현기증에도 사용된다.

과학자들은 현재 구절초에 대한 의약적 연구를 하고 있는데 이 식물이 암 치료에 효과가 있음은 이미 밝혀진 상태이다. 중국의 연구자들은 암이 되기 직전의 환자 200명을 대상으로 실험을 하였다. 이 환자들은 생강, 인삼, 구절초로 구성된 한약재로 구성된 hua-sheng-ping으로 치

세계 최고의 의사 당신 몸 안에 있다

료를 받았다. 이 한약재의 효과율은 95.5%로 대조군의 효과율에 비해 현격하게 높았다. 이 연구에서 구절초를 비롯한 여러 식물들이 전암성 병변에 대한 치료약으로 쓰일 수 있음을 알 수 있다.

구절초의 또 다른 효능은 알코올 중독 치료에도 도움이 된다는 것이다. 1991년 과학자들은 생쥐를 대상으로 한 실험에서 구절초가 혈중 에탄올 수치를 낮추어준다는 사실을 발견했다. 이 실험에서 생쥐에게 충분히 취하도록 혈중 에탄올 농도가 50%가 될 때까지 주입시켰다. 그리고 동시에 구절초 추출물로 치료를 해주었다. 에탄올은 혈당량을 감소시키는 동시에 간에 있는 글리코겐을 계속 파괴하는 습성을 가진다. 구절초 추출물은 에탄올의 성질을 중화시켜 생쥐의 물질대사를 정상적으로 유지시켰다.

연구에 의하면 구절초는 편두통에도 효과가 있다. 구절초에 함유되어 있는 여러 종류의 시스키터펜 락톤은 생화학적인 활동을 하는데 분석결과 이 가운데 가장 활동성을 나타내는 물질은 락톤군으로 이들 락톤의 대부분은 파르테놀라이드로 구성되어있다. 활동성을 가진 락톤은 편두통을 완화시키는데 실질적인 효과가 있다.

계피

계피는 맛이 달면서도 강력한 살균력을 갖고 있어서 치약이나 구강청소에 사용되기도 한다. 계피는 부패와 질병을 야기하는 세균, 세균, 바이러스를 제거한다. 계피는 또한 통증을 덜어주는 천연 마취제 성분인 유진올이 함유되어있다.

계피는 소화에도 도움을 준다. 대부분의 사람들은 계피를 케익이나 쿠키 그리고 기타 디저트용으로 사용하고 있으면서도 이 계피가 소화기 관에서 지방을 분해하는데 많은 역할을 한다는 것을 잘 모르고 있다. 여러 학자들은 계피가 소화 효소의 활동에 활력을 넣어주기 때문에 지방이 잘 분해 되는 것으로 여기고 있다. 현대 본초학자들은 메스꺼움, 구토, 설사, 소화불량에 계피를 권장한다. 한약의 쓴 맛으로 인해 한약제조 때 계피를 첨가하기도 한다.

대추야자

대추야자는 오랫동안 중동 사람들이 즐겨먹는 식물이다. 실, 광주리, 목재로부터 시작하여 맛있고 영양 있는 식품에 이르기까지 중동 사람들은 이 식물로 360가지의 생활용품으로 사용할 수 있다고 한다. 대추야자 열매는 나무에서 구할 수 있는 유일한 사탕이라고도 한다. 단맛이 나는 이 열매는 천연 디저트용으로 쓰이며 또한 수많은 영양소도 함유하고 있다. 5~6개의 대추야자 열매에는 일일영양권장량의 50%나 되는 식이섬유가 함유되어 있고, 탄수화물은 31g, 에너지화 될 수 있는 당은 29g 함유되어있어 영양 간식으로 좋은 식품이다.

대추야자 열매는 진정제, 혈압강하제, 자궁 수축에도 효과가 있다. 중국 대추야자 열매에는 항종양 성분인 베튤린이 함유되어있다. 사파트에 있는 쿠웨이트 대학의 살라이와 아쉬케나니는 베르히 대추야자 열매 추출물이 고초균, 황색포도구균, 살모넬라균, 녹농균 등 여러 세균에 어떤 영향을 끼치는가에 대해 연구하였다. 연구 결과 20%의 대추야자 열매가 포함된 액체 배지 안에서는 세균의 80~90%는 활동이 억제되었다. 즉 대추야자 열매에는 항세균 성분이 들어있는 것이다.

동규자

    동규자는 중국에서 오랫동안 사용되어온 신비의 식물로 수천 년 동안 세계적인 사랑을 받아왔다. 동규자는 일찍이 기원 후 200년경 중국 최고의 의서인 신농본초에 한약재 원료로 기록되었다. 동규자는 궤양, 류마티스, 종기를 비롯한 여러 질병에 유용하며 인체 기능을 원활하게 해주기 때문에 중국인에게 있어서는 동규자는 만병통치약으로 통한다.

    동규자에 대한 신비감은 중세 유럽 때 림프절페스트 해독제로 사용된 것에 기인한 것으로 보인다. 그 이후 한 수도승의 식견에 기인하여 동규자는 흑사병 치료에 필수 항목이 되었다. 동규자는 또한 호흡기 계통과 결핵 치료에도 사용되었다. 유럽의 식민지 개척자들이 미국으로 건너온 후 신대륙의 많은 인디언들이 동규자를 사용하고 있는 것을 보았다. 당시 미국의 인디언들은 동규자를 유럽과 아시아에서처럼 똑같은 목적으로 사용하였다. 19 세기에 이르러 미국 의사들은 동규자를 소화불량, 기관지염, 장티푸스 등 여러 질환 치료에 응용하여 사용하였다. 오늘날에도 동규자는 다양한 여러 질환 치료에 사용되고 있으며 현대 허브 의학에서 중요한 위치를 차지하고 있다.

    동규자는 비타민 A, B12, E를 함유하고 있어 허브의 여왕으로 불리기도 한다. 동규자는 중앙신경기관의 긴장을 풀어주고 진정시켜주며 응고혈액을 풀어주며 뭉친 근육을 이완시켜준다. 동규자는 피를 맑게 해주기 때문에 혈액순환에 많은 도움을 준다.

    한의학에시 동규자는 여성의 건강에 중요한 위치를 차지한다. 동규자는 여성의 분비조직에 영양을 공급하며 월경불순을 정상화시켜주고 여성의 폐경과 관련된 여러 증후군들을 치료하는데 도움을 준다.

동규자는 독일의 과학자들에 의해 호흡기질환에 효과가 있음이 밝혀졌다. 동규자는 기관지를 이완시켜준다. 이 때문에 동규자는 독감, 기관지염, 감기, 천식, 기타 호흡기 질환 치료에 유용하게 이용된다. 독일의 과학자들은 또한 동규자는 장을 이완시켜 소화계 장애를 완화시켜 준다는 것을 발견하였다. 일본의 과학자들은 동규자는 소염 성분이 들어있어 관절염 치료에 도움이 된다는 것을 발견하였다.

동규자는 또한 세포 수준에서 인간의 면역계를 강화한다. 최근 중국에서의 연구에 의하면 동규자는 적혈구 숫자를 강화시켜주고 혈액응고를 도와 피를 멎게 해준다. 또한 미국에서의 최근 연구에 의하면 동규자는 앨러지 증상에도 효과를 나타낸다. 동규자 뿌리는 면역 억제 활성을 가지고 있는 것으로 나타났다. 이 면역 억제 활동은 고초열, 천식, 아토피성 피부염 치료에 많은 도움을 준다. 동규자 뿌리는 진통제 역할도 하며 빈혈, 종기, 변비, 탈수증, 류마티스, 궤양 등에 쓰인다. 동규자는 중국에서는 항암 치료제로 쓰이며 세계 여러 지역에서는 빈혈, 암, 변비, 두통, 요통, 혈전증 치료에 쓰인다.

방풍

방풍의 원산지는 중국이다. 중국 본초학자들은 이 식물을 감기나 독감, 두통, 오한, 온몸 쑤심에 사용해왔다. 방풍은 또한 통증, 편두통, 설사 치료에 사용되기도 한다.

여러 과학적인 실험으로 인해 방풍의 효능이 속속 입증되고 있다. 방풍은 몇몇 유행성 독감 바이러스를 억제하는데도 효과가 있다. 방풍은 황색포도구균과 녹농균을 억제하는 효과가 있다. 이러한 이유는 이 식물에는 일반 바이러스와 세균을 억제하는 항바이러스 성분이 많이 함유

되어 있기 때문이다. 방풍은 진통제로도 큰 효과가 있다. 방풍으로 조
제한 약재를 여러 생쥐에게 투약하였더니 이 생쥐들은 방풍 약재를 투약
받지 않은 다른 생쥐보다 통증을 현격하게 덜 느꼈다.

영지버섯

  영지버섯은 동양에서 오랫동안 사랑을 받아온 식물이다. 중국 사람들
은 이 영지버섯에는 치유의 정령이 들어있다고 믿기까지 한다. 동양에
서의 영지버섯에 대한 가치는 인삼과 비견되기까지 한다. 영지버섯의
가격은 그 버섯의 질과 수령에 따라 결정된다. 놀랍게도 백년산 영지는
1개당 1000달러에 호가되기도 한다.

  현재 영지버섯에 대한 연구가 여러 곳에서 진행 중에 있다. 한국 과학
자들이 생쥐를 대상으로 연구실험을 한 결과 영지버섯은 면역 강화 활동
을 불러일으키는 것으로 밝혀졌다. 신(H. W. Shin)박사와 한국 과학자
들은 이 면역계 강화 활동의 이유를 대식세포와 다형핵 백혈구—면역 세
포의 일종—의 자극 때문으로 보고 있다. 나아가서 일본의 과학자들은
생쥐를 대상으로 실험한 끝에 영지버섯에 항종양 물질인 다당류가 함유
되어있음을 밝혀냈다.

  몇 년 전 중국의 과학자 공(Z. Gong) 박사 연구팀은 영지버섯의 성분에
대해 연구하였는데 이 버섯은 중앙신경기관의 방어메카니즘을 자극하며
부교감신경 기능을 바로 잡아주며 동시에 심장 기능을 전반적으로 향상
시켜준다는 것을 밝혀냈다. 공 박사 연구팀의 연구는 또한 영지버섯에 함
유되이있는 다당류 물질에는 항방사능 효과가 있다는 것을 밝혀냈다.
  노가미(M. Nogami) 박사 연구팀의 연구에 의하면, 영지버섯은 강력
한 항앨러지 성질을 갖고 있으며 비만세포의 히스타민 분비를 억제한다.

또 다른 연구에 의하면 영지버섯은 혈청 콜레스테롤 수치를 줄여주고 혈소판응집 작용을 억제하여 혈액 순환을 원활하게 해준다. 흥미로운 것은 영지버섯을 과하게 먹어도 인체에 부작용이 생기지 않는다.

생강

생강은 양념 이상의 식품이다. 인디언들과 중국인들은 관절염 치료와 혈액 정화를 목적으로 생강을 널리 사용했으며 서구인들 역시 오랫동안 감기 치료에 사용했다. 이와 같은 생강의 효능은 생강의 주요 성분인 아라키돈산의 물질대사와 연관이 있다. 아라키돈산은 다양한 아이코사노이드에 작용하여 혈소판의 활동에 영향을 미친다. 한 연구에 의하면, 일주일 동안 매일 5g의 생강을 먹은 25~65세의 여성에게서 트롬복세인 분비가 거의 65%나 감소하였다. 트롬복세인의 분비가 감소하면 혈소판응집은 억제되어 심장 질환에 걸릴 위험성은 줄어든다.

일본의 과학자들은 생강 추출물이 위병변을 최대 97%까지 막을 수 있다는 것을 밝혀냈다. 그 이유는 생강에 함유되어있는 진지베린, 더페노이드, 그리고 6-진저롤 때문이다. 생강은 호흡기관과 위장기관 기능에 많은 효과가 있으며 신장을 정화한다. 중국 본초학자들에 의하면, 생강을 다른 식용 식물과 함께 먹으면 다른 식용 식물의 효능을 높여준다. 생강은 비타민 A, C 그리고 B군을 함유하고 있다.

인삼

인삼은 동양에서 5000년 이상 널리 애용되어온 식물이다. 1985년 일본의 한 약리학자는 인삼에 대해 연구한 끝에 인삼에는 생체내의 균형을 유지시켜주는 항상성이 있다는 것을 밝혀냈다. 인삼에는 혈압, 혈당을

세계 최고의 의사 당신 몸 안에 있다

조절하며 기를 보충한다.

'소비에트 과학 연구소'의 브레크만 박사는 인삼을 "적응소"로 칭하기도 한다. 그는 인삼은 생체내의 균형을 유지시키고 육체적 스트레스를 완화·예방하며 체력을 보강해주기 때문에 인삼에 대해 이 용어를 사용한다. 허브 연구자이자 독립 컨설턴트인 이스라엘의 스티븐 풀더 박사는 인삼은 교대근무, 과도한 운동, 오염에의 노출 등으로 인한 여러 육체적 스트레스를 완화시켜주며 또한 과식과 과음에도 효과가 있다고 말한다. 인삼은 이러한 환경에 놓여있는 많은 현대인들 특히 고도의 스트레스를 동반하는 직종에서 일하는 사람들에게 더할 나위 없이 좋은 식품이다.

인삼의 주성분은 사포닌인데 이 사포닌은 인삼의 종류에 따라 다양하다. 예로 한국의 고려 인삼은 중국의 길림 인삼보다 뜨거운 특성을 가지고 있다. 이와는 반대로 시베리아 인삼(가시오가피)은 차가운 특성을 가지고 있다. 그래서 이 세 종류의 인삼은 각각 다른 용도로 쓰인다.

인삼은 인체에 해로운 LDL 콜레스테롤 수치는 낮추고 인체에 도움을 주는 HDL 콜레스테롤 수치는 올려 심장을 보호한다. 중국의 스주 의과대학에서 토끼를 대상으로 실험 한 결과, 인삼에 들어있는 사포닌 성분은 동맥경화증을 예방한다. 중국의 약리학자들은 생쥐를 대상으로 실험한 결과 인삼은 허혈을 방지한다는 것을 발견했다. 허혈이란 혈액순환 장애로 국소에 산소가 공급되지 않는다는 뜻이다. 이로 인해 심근에 산소가 부족해지고 그 결과 심장에 이상이 생긴다.

인삼은 심장을 건강하게 하는 것 외에도 또 다른 효능이 있다. 20년 이상의 연구에 의하면 인삼은 음식물 등으로 인한 화학성분으로부터 간 손상을 막아주고 강화하여 주며 또한 면역기능을 향상시켜준다. 인삼은 항산화제 역할을 하여 인체의 노화과정을 지연시켜준다. 1989년 일본의 카나자와 의과대학에서 인삼에 함유된 사포닌에 관해 시험관 실험을 하였는데 이 사포닌은 인체의 간암세포를 정상세포로 재생시켜 주었다.

인삼 열매

인삼 열매는 그다지 잘 알려지지 않은 인삼의 과실로 쉽게 구할 수 없는 식물이다. 인삼은 재배기간이 수년씩이나 걸리며 인삼 한 뿌리 당 단 몇 개만의 열매만 열린다. 연구에 의하면 인삼 열매는 영양적 가치가 크다. 인삼 열매에는 비타민 A, 리보플라빈, 베타 캐로틴이 다량으로 함유되어있는데 이 모든 성분은 특히 시력과 피부 건강에 좋다. 인삼 열매에는 항산화 성분이 다량으로 함유되어 있다.

인삼 열매를 수확하는 여성들은 오랫동안 강렬한 태양에 노출된 상태로 손으로 일한다. 이 여성들의 얼굴은 늙고 주름져 있지만 그들의 손은 부드럽고 곱다. 이는 인삼 열매의 효능을 설명하는 과학적인 실마리가 된다.

인삼 열매를 원료로 한 화장품을 바르고 난 후 한 시간이 지나면 피부의 수분은 22% 증가한다. 이 화장품을 8일 동안 바르게 되면 피부의 수분 함량은 25%로 증가하는데 이는 인삼 열매를 원료로 한 화장품은 피부 보습 효과가 뛰어나다는 것을 보여준다. 또 다른 연구에 의하면 이 화장품을 6주 동안 계속 쓴 피부는 부드럽고 유연해졌으며 잔주름이 많이 사라졌다.

인동(금은화)

인동은 서구의 허니서클 식물과 그 외관이 유사하고 이 두 식물 모두

세계 최고의 의사 당신 몸 안에 있다

허브로 사용되지만 이 두 식물에는 실질적인 차이점이 있다. 인동은 인체 건강에 많은 역할을 한다는 사실은 과학적 자료에 의해 뒷받침되고 있다.

중국의 본초학자들은 인동을 이질성 질환, 비뇨기 기능장애, 인후통, 종기, 두통 치료에 사용해왔다. 인동은 여러 변종 인플루엔자 바이러스의 활동력을 제어시키며 살모넬라 균, 녹농균, 황색포도구균, 폐렴성 연쇄구균 등 여러 균의 활동을 강하게 억제한다. 인동은 결핵 예방에도 유용하게 쓰인다. 한 실험에서 생쥐들에게 인동 추출물을 먹인 다음 결핵 세균에 감염시켰는데 이 생쥐들은 대조그룹과는 달리 폐에 별다른 이상이 나타나지 않았다.

포도와 포도 씨

포도는 가장 오래 재배되어온 식물 가운데 하나이며 그 종류 또한 3000가지 이상으로 다양하다. 포도나무는 그 열매에서부터 잎과 수액에 이르기까지 모든 부분이 우리들의 건강에 유용하게 쓰인다. 포도는 포도주, 식초, 젤리 등으로 만들어 먹을 수 있으며 그냥 날로 먹을 수 있다. 포도에는 비타민 A, B_1, B_2, C, 나이아신, 루틴, 타닌, 안토시아닌, 플라본, 글라이코사이드, 미네랄, 파이토케미칼 등이 함유되어 있다. 포도는 이뇨제, 통변제, 해독제 역할을 한다. 건포도는 점활제(장내 수분을 흡수하고 분변을 여물게 함)의 역할을 한다.

포도는 전통적으로 월경 장애에도 사용되었는데 최근의 연구 결과 그 효능이 입증되었다. 1987년 과학자들은 포도의 효능에 대한 연구를 위해 생리전 증후군을 앓고 있는 165명의 환자에게 그들이 식사할 때 포도 씨 추출물을 첨가하여 주었다. 2회 반복으로 실시한 결과 유방 증후군,

복부 팽창, 골반통, 체중 변화, 다리의 정맥질환 등이 60.8% 호전되었으며 4회 반복으로 실시한 결과 78.8%의 호전 효과가 있었다. 포도는 생리전 증후군에 대한 기존의 호르몬 치료의 대안으로서 충분한 역할을 할 수 있다는 것을 보여준다.

최근 포도 씨 오일은 다른 오일과는 달리 냄새가 나지 않기 때문에 요리에도 사용되고 있다. 더구나 포도 씨 오일은 비타민 E와 다불포화지방이 풍부하여 콜레스테롤 수치를 낮추는데도 사용된다.

포도 씨 추출물은 심각한 질병을 예방하는데도 중요한 역할을 한다. 포도 씨에 들어있는 강력한 항산화 성분의 95%는 프로안토사이아니딘이다. 비티스 비니페라(Vitis vinifera) 품종의 포도 씨에서 추출된 프로사이아니딘은 생체내 항돌연변이 효과가 있다. 리비에로와 퍼그리시라는 두 과학자는 프로사이아니딘은 미토콘드리아의 수준과 핵의 수준에서의 자연돌연변이 발생을 억제하는데 효과를 나타낸다는 것을 발견했다. 이러한 결과가 나타나는 이유는 포도 씨에 함유된 프로사이아니딘의 항산화 활동 때문이다. 이 포도 씨 추출물은 예방적 화학요법으로 크게 쓰일 수 있음을 보여주고 있다.

자몽

달고 조금 쓴맛이 나는 자몽은 미국에서는 쉽게 구할 수 있는 식품이다. 자몽의 분류체계로서의 학명인 Citrus paradisi(굳이 우리말로 옮긴다면 "천국에서 온 감귤")는 이 식물의 원산지가 열대 지방이라는 것을 말해준다. 자몽에는 비타민 C, A, B, 나이아신, 구연산이 풍부하게 함유되어 있다. 자몽는 또한 식욕 억제제로서의 기능도 갖고 있어 체중조절이나 다이어트 프로그램에 종종 포함되기도 한다. 자몽은 유행성 독감,

세계 최고의 의사 당신 몸 안에 있다

감기 치료에 사용되고 중추신경의 밸런스를 유지시키며 인체를 정화하며 강력한 항암 성분을 가지고 있다. 자몽의 씨는 체내의 기생충 제거에 쓰인다.

온타리오주의 '인체 영양 연구소'에서 연구하고 있는 케네쓰 캐롤 박사 연구팀은 1997년 7월 생쥐를 대상으로 실험한 결과 자몽 쥬스는 유방암 세포의 성장을 지연시켜주고 LDL 콜레스테롤 수치를 낮추어준다는 실험 결과를 발표했다. 생쥐에게 물대신 자몽 쥬스를 먹였더니 생쥐의 유방종양과 돌연변이 발생률이 이전과 비교해서 50% 더 적었다. 자몽 쥬스를 먹은 생쥐는 또한 LDL 콜레스테롤 수치가 낮아졌다. 이 실험결과에 놀란 과학자들은 토끼 같은 더 큰 포유동물을 대상으로 실험을 하였다. 토끼에게 자몽 쥬스를 먹였더니 생쥐에게서 나타난 반응과 마찬가지로 토끼의 콜레스테롤 수치는 이전과 비교해서 32% 감소하였다.

1998년 페이스 대학 생물학과의 밀튼 쉬펜바우어 박사 연구팀은 구강 내의 미생물로 야기되는 질병 예방에 있어서의 자몽 씨 추출물의 효능에 대해 연구하기 시작했다. 1989년에 실시된 연구에 의하면 치주질환에 걸린 사람들은 협심증을 비롯한 심장질환에 걸릴 위험이 증가한다는 사실을 발견했다. 쉬펜바우어 박사는 구강의 세균 감염은 심장질환을 야기할 수 있는 혈전과 중대한 관련이 있다는 사실을 밝혀냈다. 구강에서의 자몽의 항세균 효능을 알아보기 위해, 실온 시험관에 B군 대장균에 감염하는 박테리오파지 T1과 T7 그리고 자몽을 함께 집어넣었다. 그로부터 10분이 경과했는데 시험관 안에 있는 세균의 활동이 완전히 정지되었다. 단지 자몽 껍질 추출물을 사용했는데도 T1 박테리오파지의 수는 85%나 감소했다. 쉬펜바우어 박사에 의하면, 자몽 추출물은 항세균 성분이 있기 때문에 이 추출물로 구강을 청결히 한다면 심장 질환은 감소된다.

산사나무

산사나무는 마음을 편안케 하며 특히 불면증에 효과가 있는 식물이다. 산사나무에는 비타민 C와 B군(群)이 풍부하다. 유럽에서는 콜레스테롤 수치를 낮추고 심장을 강화시키고 조절하는데 산사나무 과실을 널리 사용한다. 산사나무는 심장 질환의 징후인 부정맥을 예방하는 효과가 있다.

콜로라도 약학대학의 짐 루쓰 박사와 찰스 던칸 박사는 산사나무에 들어있는 특정 성분은 심장 질환 처방약과 같은 칼슘 경로 차단제로서의 역할을 하는 것으로 보고 있다. 1981년 심장병을 앓고 있는 6,000명의 독일 환자들에게 산사나무를 주원료로 한 심장약을 투여한 결과 이 약은 환자들의 관상혈류를 증가시키고 부정맥을 개선시켰으며 이로 인해 심근의 산소 결핍을 막아주는 효과를 나타내었다. '허브 의학' 의 저자인 루돌프 바이스 박사는 산사나무에 대해 말하기를 "산사나무는 노화에 따른 심근의 퇴행성 변화에 지속적인 개선 효과가 있다. . . . 이 효과를 보려면 장기간의 사용을 필요로 하지만 효력 또한 오래가며 부작용은 일체 없다."

산사나무는 혈액 순환을 증진시켜주며 고혈압, 고지혈증, 동맥경화증에도 효과가 있으며 심근의 안정에도 도움을 준다. 산사나무는 강심제 역할도 하며 특히 협심증, 심계항증, 부정맥박, 기타 순환계 질환에 유용하다. 고혈압, 빠른 심장박동 등의 여러 심장 질환에는 산사나무가 효과가 있다.

감로밀

서양에서는 허니듀라고 불리는데 이름에 담겨있는 의미처럼 단맛이

세계 최고의 의사 당신 몸 안에 있다

나는 감로밀은 독특한 영양이 들어있는 식물이다. 컵의 1/10만큼의 감로밀 분량은 미국의 1일 영양권장량으로 볼 때 비타민 C의 40%, 칼륨의 99%를 충족시킨다. 감로밀에는 또한 비타민 B_6과 식이섬유 그리고 항산화 성분이 다량으로 함유되어있다. 미농산부는 감로밀을 건강에 좋은 최고의 10가지 과일 중의 하나로 포함시켰다.

쟈스민

쟈스민은 세계적으로 가장 잘 알려진 향 가운데 하나로 많은 사람들에게서 사랑을 받는 식물이다. 쟈스민은 아시아에서 여러 차나 디저트에 방향제로 쓰인다. 태국의 승려들은 존경의 상징으로 쟈스민으로 화관을 만들어 종교의식에 사용한다. 인도에서도 종교의식으로 신에게 쟈스민을 바친다. 쟈스민은 독특한 향기가 있기 때문에 향기 치료가들은 긴장 완화와 우울증 치료에 쟈스민을 사용한다. 많은 본초학자들은 신경 안정에 쟈스민을 사용한다. 최음제로 이용되기도 한다.

쟈스민은 수세기 동안 일반 질환과 통증 치료에 사용되어져 왔다. 예로, 일본인들은 안질환과 피부질환에 쟈스민차를 사용했으며 인도인들은 독사에게 물렸을 때 사용하기도 하였다. 쟈스민은 또한 신경계 장애, 근육 경련, 이질성 복통, 간염에도 사용된다.

지난 십년 동안 여러 곳에서 쟈스민의 항암 효과에 대한 여러 연구가 있었는데 연구 결과 쟈스민은 식도 종양의 발생을 막는데 큰 역할을 한다. 자우페이 첸 박사는 기존의 연구를 기초로 하여 쟈스민이 실지로 항암 성분이 있는지에 대한 실험을 하였다. 첸 박사는 우선 생쥐들을 두 편으로 나누었다. 한쪽 편 생쥐들에게 발암 성분인 세 종류의 나이트로사민을 투여했다. 12주가 지난 후 이 생쥐들 중의 95%에게서 식도 종양이 발생되었다. 다음 첸 박사는 나머지 다른 편 생쥐들에게 발암 성분인 세 종류의 나이트로사민에 쟈스민을 추가하여 투여했다. 12주가 지난 후의 결과는 흥미롭게도 이들 생쥐 가운데 식도 종양이 발생한 생쥐는 불과 5%~19%에 지나지 않았다.

1990년 C. 한 박사도 앞에서 기술한 실험과 비슷한 형태로 쟈스민에 대해 실험한 결과 쟈스민은 식도종양 억제 성분을 함유하고 있음을 확인했다. C. 한 박사는 40마리의 생쥐를 5개 그룹으로 나누어 각 그룹에 종류를 달리하여 쟈스민을 비롯한 여러 허브차를 각 그룹마다 먹였다. 또 다른 생쥐들에게는 허브 차 대신에 수돗물을 먹였다. 그리고 이 모든 생쥐들에게는 나이트로사민의 일종인 나이트로소메틸벤질아민을 투여했다. 6주가 지난 후 허브 차를 먹은 생쥐들은 그렇지 않은 생쥐들보다 식도점막병변의 발생률, 크기, 영향력 등이 훨씬 낮았다. 허브 차에 들어 있는 여러 성분은 질병을 일으키는 나이트로사민에 대해 강력한 억제력을 보여주었는데 그 중 쟈스민 차의 효과가 가장 컸다. 이 실험에서 쟈스민 차는 나이트로사민에 의해 야기되는 암 발생을 효과적으로 막아준다는 것을 알 수 있다.

1991년 J. Q. 주 박사는 첸 박사와 C. 한 박사의 연구를 이어 쟈스민이 그 밖의 다른 종류의 나이트로사민 물질에 대해서도 항암 효과를 나타내는지에 대하여 연구하였다. 그는 한쪽 그룹 생쥐들에게는 나이트로사민 메틸-14C를 주사했고 다른 한쪽 그룹의 생쥐들에게는 쟈스민성분이 든 음료수를 먹인 다음에 나이트로사민 메틸-14C를 주사했다. 3 시간 경과한 후 나이트로사민 메틸-14C만 주사 맞은 한쪽 그룹 생쥐들의 각 기관별 세포 DNA에는 나이트로사민이 급격히 증가한 반면 쟈스민 음료수를 마신 생쥐들에게 있어서는 나이트로사민의 수치가 상대적으로 훨씬 적었다.

세계 최고의 의사 당신 몸 안에 있다

형개

　　중국이 원산지인 형개는 본초학자들에게 널리 이용되는 식물이다.　이
훌쭉한 모양의 식물은 효능이 가장 강할 때인 가을에 수확한다.　형개는
전통적으로 가려움증, 특히 초기 증상인 홍역을 완화하는데 사용되었고
내출혈, 자궁출혈 등을 멈추는데도 사용되었다.

　　형개의 효능은 현대 과학적 분석으로도 그 효능이 입증되었다.　형개
는 발한 작용을 증가시킨다.　발한 작용은 피부의 신진대사를 촉진하기
때문에 이 식물은 열과 염증을 가라앉히는데 유용하게 쓰인다.　검게 볶
은 형개는 혈액 응고 시간을 단축시키기 때문에 내출혈을 줄이는데 유용
하게 쓰인다.

다시마

　　다시마는 일본 사람들이 오랫동안 즐겨오던 식품이다.　다시마에는 비
타민 C, 리보플라빈, 캐로틴, 칼륨, 칼슘, 철, 요오드, 단백질 등의 필수
영양소가 함유되어 있다.　다시마는 갑상선항진증이나 갑상선기능저하
증 환자에게 좋은 식물이며 암을 비롯한 여러 질병을 예방하여준다.

　　다시마는 요오드 결핍으로 야기되는 갑상선기능저하 증세를 올바로
잡아주며 갑상선항진 증세를 일시적이나마 개선하여준다.　다시마가 이
런 효능을 가진 이유는 다시마에는 다량의 청정 요오드가 함유되어 있기
때문이다.

　　일본 해안의 다양한 해초에는 생체내 활동을 증진시키는 강력한 유전
독성 억제 성분과 항종양 성분이 함유되어있다.　최근 일본의 오사카 쿤

에이 여자대학의 S. 오타니 박사는 일본 해안에서 자라는 해초의 효능에 대해 생체실험을 하였다. 그녀는 초기의 종양 증세가 있는 생쥐의 피부에 해초 추출물을 붙인 결과 이 추출물은 종양의 성장을 억제한다는 사실을 알아냈다. 해초에는 엽록소와 관련 있는 페오파이틴-a라는 물질이 들어있는데 이 물질은 항암성 성분이다. 일본 키타큐슈 지방의 '직업 환경 건강 대학교' 면역학부의 연구에 의하면, 다양한 여러 해초들은 인체의 림프구를 증식시키는 효과가 있다. 해초 추출물은 항암 역할을 하는 T 세포의 활동을 증가시키며 B 세포의 면역글로불린 생산을 자극하며 단핵세포의 종양괴사인자 생산을 촉진시킨다. J.N. 리우 박사 연구팀도 해초를 연구한 끝에 이와 비슷한 실험 결과를 냈다. 이처럼 해초에 함유된 성분은 인체의 림프구에서 면역변조 활동을 하는데 이는 암을 비롯한 여러 질병 퇴치에 중요한 역할을 할 것이다.

호장근

대나무 모양의 이 식물은 중국의 4대 허브 강장제 가운데 하나이다. 이 식물의 원산지는 일본으로 온난한 기후에서 자란다. 호장군은 그 높이가 6.5피트이며 가지는 불그스레한 색깔이며 잎은 둥근 모양의 짙은 녹색을 띠며 꽃은 크림색을 띠고 있다. 호장근의 뿌리는 빨리 자라는데 종종 다른 식물의 뿌리에까지 뻗어나가기도 한다.

호장근은 그 뿌리에서 잎까지 모두 약으로 쓰인다. 호장근 잎은 간과 신장을 회복시키며 혈액순환을 원활하게하고 근육과 뼈를 강화시킨다. 또한 호장근 잎은 치질, 가려움증, 빈혈, 요통, 무릎 통증, 림프절염, 신경쇠약, 조기 노화, 외상성 타박상 등의 치료에 쓰인다. 호장근 줄기는 신경 진정제, 가려움증 완화에 쓰인다. 중국에서 내려오는 말에 의하면 50년 묵은 호장근 뿌리를 장기간 복용하면 모발을 계속 검게 유지할 수 있다고 한다. 호장근 뿌리는 암, 변비, 불면증, 샘조직 병변, 허약한 간과 비장의 치료에 쓰인다. 이 뿌리는 또한 감기, 치핵, 출산, 종양, 산욕기(일반적으로 출산 후 몸이 회복되는 첫 6~8주를 산욕기라고 함)에 쓰인다. 호장근 전체는 콜레라, 배뇨곤란, 열병, 임질, 혈뇨증, 황달, 신우염, 위통, 일사병에 쓰인다.

호장근에는 이모딘과 라인이라는 두 항종양 성분이 함유되어있다. 또한 크라이소파닌산, 앤쓰론, 크리사로빈, 크리소판올, 알란토인, 레시틴, 라폰틴, 실리카, 뮤실라지, 플라본 계열 물질, 쿼시톨, 캠퍼롤, 첼리도닌산이 함유되어있다. 이 성분들은 항황체호르몬의 역할, 해열제, 항종양제, 혈당강하제, 진정제로서의 역할을 한다.

레몬

레몬은 그 함유 성분이 다양하며 그 효능 또한 다양하다. 레몬의 껍질과 잎은 방향제와 방부제로 쓰인다. 레몬 열매에는 필수 오일, 미네랄, 비타민 A, B_1, B_2, C, 나이아신 등이 함유되어있다.

전통적으로 레몬은 단순포진 치료제, 방부제, 항진균제로 사용되어왔다. 레몬은 간과 신장 질환에도 도움을 준다. 레몬은 또한 면역계를 강화하고 인체에 있는 여러 독소를 효율적으로 제거한다.

레몬이 면역계를 강화한다는 사실은 일본 쿠루메 의과대학의 후지와라 박사 연구팀에 의해 그 사실이 입증되었다. 후지와라 박사 연구팀은 레몬의 향기조치도 인체의 면역계에 긍정적인 효과를 나타낸다는 것을 밝혀냈다. 이 연구팀은 고도의 스트레스로 인해 면역 반응이 저하된 생쥐에게 레몬 향기를 장기간 동안 맡게 하여 이 생쥐에게서 어떤 효과가 나타나는가를 관찰했다. 생쥐의 면역 반응은 플라크형성세포 수치와 흉선 퇴화 여부에 의해 측정되었다. 생쥐는 처음에는 심한 스트레스로 인해 PFC 수치가 줄어들었지만 레몬 향기를 24시간 맡고난 이후에는 PFC 수치와 흉선 퇴화가 원상태로 회복되었다. 생쥐의 면역 반응을 회복시키는 레몬 향의 효력은 앞으로의 면역학 연구에 중요한 역할을 할 것이다. 일본 미에 의과대학 정신의학부의 연구에 의하면 레몬 향은 항우울제로도 효과가 있다.

레몬에는 또한 항암 성분이 들어있다. 일본의 토쿠시마 분리 대학의 약학 연구 협회는 레몬의 효능에 대해 연구한 결과 레몬에는 플라보노이드 계통인 에리오시트린과 헤스페리딘이 함유되어 있는데 이 성분들은 생체에서 항산화제 역할을 한다는 것을 밝혀냈다.

감초

감초는 그리스어에서 유래했는데 그 뜻은 영어로는 'sweet'로 맛이 달다는 의미를 가진 식물인데 특히 감초 뿌리는 설탕보다 50배 이상 달며 여러 가지 음식에 맛을 돋우는 원료로도 쓰이고 있다. 감초 뿌리는 지금 미국 가게에서 팔리고 있는 '리코라이스'라는 이름으로 팔리는 사탕과자와는 전혀 관련이 없다. 이 사탕과자의 원료는 아니스 오일로 맛은 감초와는 비슷하지만 영양적인 면에서는 많은 차이가 있다. 감초 진품은 전문 상점에서나 구할 수 있다. 많은 사람들은 감초 뿌리를 사탕과자 정도로 여기고 있지만 이 감초 뿌리에는 인체 건강에 도움을 줄 다량의 영양소가 함유되어있다.

현대의 본초학자들에 의하면, 감초는 호흡기관, 비뇨생식기, 위장(특히 궤양) 등에 효과가 있는 유익한 식물이다. 감초는 또한 빈혈, 식욕부진, 검버섯, 화상, 건성피부, 황달, 월경증후군, 폐경증후군 완화에 도움을 준다. 감초에는 비타민 E, 인, 비타민 B군, 바이오틴, 나이아신, 아연, 레시틴-항암 효과가 있음-이 함유되어있다. 감초 뿌리를 다른 식용 식물과 함께 먹으면 다른 식용 식물의 효능을 높여주는 것으로 알려져 있다. 유의해야할 것은 감초를 소량 먹으면 혈압에는 아무 지장을 주지 않지만 다량의 섭취는 피하는 것이 좋다.

연꽃

연꽃은 동양에서는 신성한 꽃으로 여겨져 왔다. 전해 내려오는 말에 의하면 석가는 기도할 때 연꽃위에서 했다고 한다. 연꽃 뿌리와 씨는 오늘날 레스토랑에서 디저트의 일부분으로 사용되고 있다. 연꽃은 주로 중국의 호남성, 복건성, 강소성, 절강성 지방에 많이 분포되어 있는데 대개 가을에 거둬들인다. 연꽃 뿌리와 씨를 먹으려면 먼저 그 껍질을 벗겨야한다.

연꽃은 영양이 풍부한 맛있는 식품으로 애용되어 왔는데 이 식물은 인체의 건강을 유지시키고 혈액순환을 증진하며 항종양 성분을 함유하고 있다. 한방에 의하면 연꽃은 비장, 신장, 심장, 소화기관을 강화한다. 연꽃은 또한 젊음을 유지시키고 장수에 도움을 준다 하여 동양에서 많은 사랑을 받아왔다. 연꽃은 암을 예방해주는 등 인체 건강에 많은 도움을 주기 때문에 인간의 장수에 큰 역할을 한다.

천궁 뿌리

이 식물의 원산지는 이란이지만 현재 남부 유럽과 서남아시아에 많이 분포되어 있다. 천궁은 그 줄기가 자줏빛 색깔을 띠는 여름에 거둬들여야 한다. 천궁은 음식의 첨가물로 사용되기도 하는데 이 식물의 영양적 가치는 매우 크다.

한의학에서는 천궁 뿌리를 부인과에 아주 중요한 약재로 사용한다. 역사적으로 볼 때 천궁 뿌리는 월경불순, 난산에 사용되어졌다. 최근의 연구에서 임신한 토끼에게 소량의 천궁 뿌리를 투여하면 이 천궁 뿌리는 자궁수축을 이끌어내는 반면 다량의 천궁 뿌리를 투여하면 자궁수축을 이끌어내지 못한다는 사실을 밝혀냈다. 천궁은 약리학적으로 이뇨제 역할을 하기 때문에 인체를 정화하는 효과를 가졌다.

수세미오이

중국오이라고도 하는 수세미오이는 3,000년 이상 여러 의약적 목적 또는 식용으로 사용되어왔다. 수세미오이의 원산지는 인도이나 지금은 아시아 전역에 분포되어있다. 수세미오이는 미국의 플로리다와 멕시코에도 분포되어 있는데 거기에서는 식용보다는 수세미용으로 이용되고 있다. 수세미오이에는 인체 건강에 다방면으로 유익을 주는 다양한 종류의 파이토케미칼이 함유되어있는데 서구 유럽의 오이에는 들어있지 않은 성분들이다.

예를 들면, 수세미오이에 들어있는 루핀-a와 루핀-b는 종양의 성장을 막아주고 면역 기능 활동을 조절하는 역할을 한다. 수세미오이에 들어있는 또 다른 파이토케미칼인 브리오놀린산은 최소한 3가지 앨러지에 대한 항앨러지 효능을 가지고 있다. 과학자들은 이 파이토케미칼을 앨러지 치료에 적용하기위해 연구하고 있다.

연구에 의하면 수세미오이는 심장과 위장에도 큰 효과를 나타낸다.

세계 최고의 의사 당신 몸 안에 있다

수세미오이는 지나친 흥분으로 인한 스트레스를 완화시켜주며 피부를 깨끗하게 해주며 체액의 분비를 촉진시켜 준다. 수세미오이의 씨와 껍질은 암세포의 성장을 억제하는 것으로 알려져 있다. 수세미오이의 뿌리는 현재 에이즈 연구에 이용되고 있다.

오미자

오미자는 세계에서 가장 오래된 식물 가운데 하나이다. 식물학자들에 의하면 오미자의 출현 시기는 1억년 이전이라고 한다. 중국이 원산지인 오미자는 오랫동안 그의 아름다움과 의약적인 가치로 인해 많은 사랑을 받아왔다. 낙엽수인 오미자나무는 65피트 높이까지 자랄 수 있으며 나무껍질은 갈색을 띠고 있으며 잎은 긴 타원형으로 연한 녹색을 띤다. 오미자나무의 가장 주목할만한 부분은 꽃이다. 오미자 꽃은 연한 홍색을 띠고 있으며 6~9개 정도의 꽃잎에 둘러싸여 자란다. 오미자 꽃은 은은한 향기가 내며 다양한 장식용이나 방향제로 사용된다.

오랜 세월동안 오미자나무는 의약적 목적으로 사용되어왔다. 20~30년 이상 자란 오미자나무 껍질과, 말려서 으깬 꽃봉오리(싹)는 허브 약재로 사용되어진다. 오미자나무 껍질은 동양인들이 근 이완제로 사용하는 에센스 오일을 함유하고 있어 오미자나무에서 가장 유용한 부분 중의 하나다. 오미자나무는 이런 근 이완제 성분 때문에 위장경련, 소화성 궤양, 설사, 구토, 천식, 기침에 사용되어져왔다.

오미자나무는 수렴제, 발한제, 해열제, 각성제, 강장제로도 사용되어왔다. 실지로 오미자나무 껍질을 차로 마신 이후로 흡연 중독에서 헤어나왔다는 사람들이 많이 있다. 오미자나무는 또한 비장과 위 질환, 복부 팽만, 식욕부진 치료에 사용되어왔다.

최근 오미자에는 항산화제 성분이 들어있다는 사실이 밝혀졌다. 1992
년, Y.주 박사 연구팀은 동양의 한의약으로 사용되는 허브 중 50여 가지
에는 강력한 항산화제 성분이 들어있다는 사실을 발견했다. 이 가운데
오미자와 다른 두 가지 허브는 항산화제 성분이 가장 강력한 것으로 분
류되었다.

오미자에는 매그노큐라린과 매그노플로린이라는 두 종류의 살균성 알
칼로이드 성분이 함유되어있는데 이 성분은 살모넬라균을 비롯한 여러
세균을 억제하는데 효능이 있다. 연구의 의하면 오미자에는 리그난 계통
의 매그놀올과 호노키올이라는 성분이 함유되어 있음이 밝혀졌는데 이
성분은 진정제, 항경련제, 지속적 효과가 있는 근 이완제 역할을 한다.

C. M. 텡 박사 연구팀은 오미자에서 매그놀올 성분을 추출하여 실험
한 결과 이 성분은 항혈소판 특성을 갖고 있음을 밝혀냈다. 생쥐의 대동
맥을 대상으로 연구 실험한 결과 매그놀올은 대동맥을 서서히 강하게 수
축시킨 후 두 단계에 걸쳐 이완 시키는 것으로 나타났다. 이 실험 결과
매그놀올은 이완인자를 방출하여 혈관 평활근을 이완시킨다는 것을 알
수 있다.

1992년 생쥐를 대상으로 한 실험에서 매그놀올은 부종, 조직 종창을
억제한다는 사실이 밝혀졌다. 기타 실험에서도 매그놀올은 부종을 현격
히 감소시키는 것으로 나타났다. 매그놀올은 비의존성 수종을 감소시키
기는 등 소염 역할을 한다.

오미자는 엡시타인-바 바이러스를 억제하는데도 효과가 있다. 1991
년 고노시마 박사 연구팀은 오미자에서 매그놀올, 호노키올, 모노터페닐
매그놀올을 추출하여 실험한 결과 이 성분들은 엡시타인-바 바이러스

항원에 대해 강력한 억제력을 갖고 있다는 사실을 밝혀냈다. 이들은 또한 생쥐의 피부를 대상으로 실험한 결과 오미자는 종양을 강력하게 억제한다는 사실을 밝혀냈다. 오미자에 함유되어있는 성분들은 항종양제로서의 가치를 갖고 있다.

오미자는 또한 항앨러지 역할도 한다. 1991년 T. 쓰루가 박사 연구팀은 오미자 꽃 추출물을 대상으로 피부 아나필락시 테스트를 한 결과 이 꽃에는 놀랄만한 항앨러지 효능이 있다는 것을 밝혀냈다. 오미자에는 생체를 활성 시키는 물질이 여러 포함되어있는데 이 가운데 매그노살리신은 이 꽃에서 가장 최근에 발견된 물질이다.

박하

당신이 식후에 박하를 먹는다면 이는 오래된 관습을 따라하는 것이라고 생각해도 무방하다. 식후에 박하를 먹는 행위는 즐거운 식사를 끝내면서 위를 소화시키기 위해 박하의 잔가지를 씹는 관습으로부터 시작되었다. 박하에는 강한 향기가 있어 사탕, 껌, 치약, 입 냄새 제거 등에 오랫동안 애용되어왔다.

박하는 재배에 신경을 그리 많이 쓰지 않아도 잘 자라는 식물이다. 박하는 2피트 높이까지 자라고 뿌리도 잘 뻗어 내리는 다년생 식물이다. 박하 잎은 사각형 모양을 띠며 꽃 이삭은 하얗거나 핑크색을 띤다. 박하에 대해 최초로 언급한 책은 세계에서 가장 오래된 텍스트인 'Ebers Papyrus' 라는 고문서인데 이 책에서 박하는 위의 소화를 부드럽게 해준다고 기록되어있다. 박하는 과거 팔레스타인 지방에서는 세금으로 사용되기도 했다. 그리스와 로마 사람들은 음식의 부패를 막기 위해 음식에 박하를 첨가하였으며 소화를 목적으로 먹기도 하였다.

한방에서는 오랫동안 위장 강화와 감기, 기침, 열병 치료에 박하를 사용했다. 12 세기 중세 독일의 본초학자 힐데그라드 폰 빙겐은 소화와 통풍에 박하를 사용할 것을 권했다. 17 세기에 이르러 본초학자인 니콜라스 쿨페퍼는 소화불량과 복통, 월경통 치료에 박하를 권했다. 19 세기의 북미 사람들은 기침, 감기, 기관지염에 박하를 사용했다. 초창기 미국의 의사들은 두통, 소화 문제에 박하를 사용했으며 하제의 효능을 강화시키기 위해 하제에 첨가시키기까지 하였다. 1880년대에 이르러 화학자들은 살균과 마취 성분이 있는 박하 잎에서 오일을 추출하여 실험한 결과 이 오일들은 상처, 화상, 뜨거운 물에 덴 곳, 벌레물림, 벌레 쏘임, 치통, 두드러기, 습진 치료에 효과가 있다는 것을 발견했다. 이들은 또한 충혈, 천식, 고초열의 완화를 위해 박하 잎 증기를 흡입하거나 가슴에 문지르기도 하였다.

박하는 소화기관에 많은 도움을 준다. 독일과 러시아에서의 연구에 의하면 박하는 담즙 분비를 촉진시켜 궤양 치료에 도움을 준다. 박하는 위벽과 소화 기관을 부드럽게 해준다. 이런 이유로 인해 박하는 제산제로 사용되기도 한다. 박하에는 마취성분이 있어서 오늘날에는 진통 완화 스킨 크림의 원료가 된다.

박하에는 pulegone, menthofuran, menthfurolactone, hesperidin 물질을 포함한 에센스 오일이 0.2% 함유되어있다. 일본에서 자라는 박하 가운데 80%에는 menthone, isomenthone, carvo-mentone, thujone, alphapinene, limonene, beta-phellandrene, santene, piperitone, piperitonoxide, menthyl acetate, alpha-beta-hexenyl acetate, alpha-thujene 물질을 포함한 에센스 오일이 1.3%씩이나 함유되어있다.

황기

황기는 한방에서는 간 기능 회복과 면역기능 강화에 쓰이는 식물이다. 황기는 면역기능을 강화시키기 때문에 AIDS환자들은 치료를 위해 가정에서 오랫동안 황기를 사용하여왔다. 서구의 본초학자들은 황기가 인체의 면역기능을 강화시킬 수 있는 이유는 황기에 다당체라는 물질이 함유되어있기 때문으로 보고 있다. 다당체는 면역 기능을 자극하고 물질대사와 세포 재생을 촉진시켜 인체를 건강하게 하여준다.

자오 박사 연구팀은 황기 추출물이 면역 반응에 어떠한 영향을 미치는가에 대해 연구한 결과, 황기 추출물은 항체 생성을 증가시켜 준다는 것을 알았다. 항체 생성의 증가와 도움T 세포 활동의 증가는 상호 밀접한 관련을 맺고 있다. 이 추출물은 항원 전달 세포, 즉 대식세포와 B 세포를 자극함으로써 때문에 도움T 세포의 활동을 증가시킨다. 대식세포와 B 세포는 인체 면역계 기능을 유지시키는 주요한 구성 요소이다. 면역계가 건강하게 활동한다는 것은 인체가 건강하다는 것을 나타낸다.

뽕나무

뽕나무는 한국의 여러 곳에서 자라고 있는 식물로서 보통 겨울에 수확한다(수확에 있어서 겨울이 최적인 시기임). 뽕나무는 꽤 높이 자라는데 검붉은 색을 띠는 뽕나무 열매는 단맛이 난다. 한방에서 뽕나무 중 가장 중요시 하는 부분은 뽕나무 잎이다. 일본의 과학자가 뽕나무 잎에는 건강에 도움을 주는 많은 영양분이 있다는 것을 발견한 이후로 뽕나무 잎은 지금 새로운 관심을 불러 모으고 있다.

최근 중국 당국의 발표에 의하면 뽕나무 잎에는 15개의 필수 아미노산을 포함한 고단백질이 함유되어있으며 비타민 A, B, C, D, E가 풍부하게 들어있고(비타민 C 성분은 전체 잎 무게에서 1%나 되는 비중을 차지하고 있다) 다양한 미네랄도 함유되어있다. 뽕나무 잎을 원료로 한 음료수는 혈압과 혈당 치수를 낮추어 준다. 중국의 상하이 한의대에서 실시한 연구에 의하면, 뽕나무 잎은 호흡기 계통이나 간에 많은 효과를 가져다준다.

양파

둥근 모양의 조금 딱딱한 이 식물은 양념이나 야채로 사용된다. 양파에는 비타민 A, B, C와 다양한 미네랄 그리고 에센스 오일이 함유되어있다. 양파를 만지다보면 매운 냄새로 인해 눈물이 나는데 이는 바로 양파에 함유되어있는 에센스 오일 성분 때문이다. 양파는 경작이 시작된 이래로 6,000년 이상 다양한 의약적 목적으로 사용되어왔다. 미국의 조지 워싱턴 대통령은 감기에 걸리면 양파를 구워 먹고 나서 수면에 들어갔다고 한다. 2차 세계 대전 때의 부상당한 소련군 병사들은 양파반죽으로 상처를 치료받았는데 이들의 담당 군의관들에 의하면, 양파 증기는 상처의 통증을 덜어주고 상처를 빨리 아물게 한다. 니콜라스 쿨페퍼는 양파는 감기나 무기력증을 비롯하여 기생충 제거나 화상, 기미, 정자 수 감소 등에 효과가 있다고 권한다.

1800년대 루이 파스퇴르는 양파의 효능에 대해 최초로 과학적 실험을 한 결과 양파에는 항세균 성분이 들어있다는 것을 알아냈다. 그 이후로 과학자들은 양파에는 대장균과 살모넬라균을 비롯한 다양한 종류의 바이러스를 억제하는 효능이 있다는 것을 알아냈다. 러시아의 과학자 B. 토킨은 하루에 3분간 양파를 날것으로 씹어 먹으면 구강 안의 세균이나 바이러스를 완전히 멸균하는 효과가 있다고 밝혔다.

세계 최고의 의사 당신 몸 안에 있다

양파는 또한 혈압을 낮추어주기도 한다. 하루에 양파 반개씩 날것으로 먹으면 HDL 콜레스테롤(인체에 도움을 주는 콜레스테롤) 수치가 30% 가량 올라간다. 큰 수푼 분량의 조리된 양파도 고지방 음식 섭취로 인해 생기는 혈관 내에서의 응혈 현상을 없애주는 역할을 한다. A. 보르디아 박사 연구팀은 양파의 에센스 오일의 효능에 대해 알아보기 위해 고콜레스테롤과 아테로마성 동맥경화증을 앓고 있는 생쥐를 대상으로 실험을 하였다. 고콜레스테롤 음식만 먹는 생쥐에게 양파의 에센스 오일도 첨가하여주었더니 높았던 혈청 콜레스테롤과 트리글리세라이드(중성지방의 일종) 수치가 현격히 줄어들었으며 베타 지단백과 전 베타 지단백의 증가 현상이 멈추어졌고 섬유소 용해 활동이 증가되었다. 양파는 생쥐의 대동맥 죽종을 절반가량 감소시켰고 지질이 대동맥에 축적되는 것을 효과적으로 막아주었다. 이는 사람을 대상으로 실험하였어도 똑같은 결과로 나왔다. 양파와 양파에서 추출한 에센스 오일은 똑같은 효능을 나타낸다. 이 실험은 양파의 에센스 오일이 아테로마성 동맥경화증을 예방하여준다는 것을 보여준다.

오렌지와 감귤류 껍질

감귤류 껍질의 에센스 오일에는 주요한 구성 물질인 d-리모닌이 들어있는데 이 물질은 터핀 계통의 천연 물질이다. 위스콘신 대학의 C. 엘슨박사 연구팀은 d-리모닌에 관해 전문적으로 연구하는 선두주자들이다. 그들의 연구에 의하면 d-리모닌은 화학물질로 인해 유발되는 유방 종양의 발생 비율과 또한 이들 종양의 암으로의 확대 가능성을 낮추어준다. 또한 d-리모닌은 암 유발 독소인 디메틸벤즈안쓰라센으로 인해 유발되는 유방암의 발생 비율도 낮추어준다. 그리고 이 연구팀은 감귤류에 들어있는 에센스 오일이 단일의 d-리모닌보다 일반 종양을 예방하는데 있어서 더 효과가 있는 것을 밝혀냈다.

엘슨 박사 연구팀의 연구 결과에서 알 수 있는 것은, d-리모닌 등 감귤류 껍질을 구성하고 있는 특정 구성 물질은 항암 효과에서 중요한 역할을 하며 또한 단일의 추출물의 효과보다 무가공 식용 식물의 여러 구성 성분이 유기적으로 반응하여 발생하는 상승작용의 효과가 더 크다는 사실을 보여주고 있다. d-리모닌은 암 종양을 퇴화시키는 효능이 있다. 종양의 진행에 대해 d-리모닌이 억제 효과를 갖고 있다는 사실은 d-리모닌이 면역자극 활동을 한다는 것을 의미한다. d-리모닌은 또한 콜레스테롤 수치를 낮추는데 큰 효과를 나타내고 있다.

파파야

파파야는 열대성 식물이다. 대부분의 나무들은 암꽃이나 수꽃 둘 중의 하나만 맺는데 비해 파파야 나무는 이 두 가지를 다 맺는다. 숫나무 파파야는 인위적인 가지치기 등으로 인해 심한 손상을 받으면 이를 보충하는 새로운 꽃을 맺기도 한다.

일본 기후 지방의 Sun-O International사에서 연구하고 있는 오사토 박사 연구팀은 파파야에 함유되어 있는 프리래디컬 제거물질은 항세균 역할을 한다는 사실을 밝혀냈다. 아직 다 여물지 않은 파파야 열매와 씨는 고초균, 장내세균, 대장균, 살모넬라균, 황색포도구균, 프로테우스 불가리스균, 녹농균, 폐렴간균에 대해 정균 효과를 가지고 있다. 파파야 특히 파파야 씨는 프리래디컬을 제거하거나 중화시키는 다량의 항산화 성분을 함유하고 있다. 파파야 열매의 항산화 활동은 된장, 쌀겨, 빵 효모의 항산화 활동과 필적할만하다. 연구자들은 산화적 손상-스테레스나 정상적인 물질대사 과정 중에 세포를 손상시키는 여러 프리래디컬이 발생되어 생체물질들을 손상시키는데 이를 산화적 손상이라고 함-을 억제하는 파파야의 항산화 성분을 위장 질환 치료에 사용할 수 있을 것으로 보고 있다.

　파파야는 심장 질환 예방에도 큰 효과가 있다.　인도 모라다바드 지방의 '심장 영양 연구소'에서 연구하는 과학자들에 의한 실험 결과를 보면, 파파야를 첨부한 음식은 동맥경화증과 대동맥 플라크를 예방하여준다. 이들은 네 가지 형태의 음식으로 실험을 했는데 그 중 구아바, 파파야, 야채, 겨자 오일로 구성된 음식은 인체에서 비타민 E, C, A와 캐로틴을 현격히 증가시킨 반면 과산화 지방질의 수치는 줄였다.　또한 이 음식은 지질의 과산화로 인한 관상동맥 혈전증을 예방하는데 이는 이 음식에 들어있는 항산화 성분 때문이다.　파파야, 구아바, 야채, 겨자 오일이 포함된 식사를 한 실험 대상자들은 다른 실험 대상자들보다 대동맥 지질, 수단친화성, 대동맥 플라크 크기—이 모두는 동맥 경화증과 관련이 있음—등에서 훨씬 더 낮은 수치를 보여주었다.　파파야, 구아바, 야채, 겨자 오일로 구성된 음식이 이렇게 좋은 결과를 낳는 것은 이 음식에 항산화 성분인 비타민 C, E, 캐로틴이 들어있기 때문이다.　파파야 같이 항산화 성분이 많이 들어있는 과일은 심장병 합병증이나 이로 인해 죽음도 유발할 수 있는 동맥경화증 예방에 큰 도움이 된다.

완두콩

　완두콩은 그 열매나 씨에 이르기까지 영양소로 가득 차 있다.　완두콩은 선사 시대부터 재배되어 왔으며 여러 지역에 아직도 야생으로 자라기도 한다.　완두콩에는 비타민 B군, A, C, 엽산, 나이아신, 철, 칼륨, 마그네슘, 인, 아연 등의 필수 비타민과 미네랄이 함유되어있다.　프랑스의 과학자 N.　고세레 박사 연구팀의 연구에 의하면 완두콩에는 인체에서 쉽게 소화와 축적이 되는 질소 계통의 물질이 함유되어있다.　다 자란 씨는 말린 완두콩 스프로 사용되기도 한다. 완두콩 씨에는 탄수화물과 단백질이 다량으로 함유되어있기도 하다.

전해오는 말에 의하면 완두콩은 피임약으로서도 강력한 효과를 나타낸다고 하는데 현대 과학 연구에 의해서 이는 사실로 밝혀졌다. 캘커타 세균 연구소의 S.N. 새니얼 박사는 완두콩에 들어있는 피임 효과를 가진 파이토케미칼을 연구하는데 평생을 보냈다. 완두콩에 들어있는 m-자일로하이드로퀴논은 수정억제제의 역할을 한다. 새니얼 박사의 연구는 비록 완두콩 추출물은 피임제로서의 상품 가치는 없다하여도 완두콩 농축물이나 과다한 완두콩을 먹으면 인체의 정자의 수가 절반으로 줄어들 수도 있음을 보여주고 있다.

완두콩은 콩과 식물이기 때문에 수용성 식이섬유가 다량으로 함유되어있다. 이 수용성 식이섬유는 인체에 해로운 LDL 콜레스테롤 수치를 낮추어주는 역할을 한다. 심장 질환의 위험을 줄이는 방법 중의 하나가 바로 LDL 콜레스테롤 수치를 낮추는 것이다. 완두에는 여러 파이토케미칼 중의 하나인 단백질분해효소억제제가 다량으로 함유되어있는데 이 물질은 바이러스와 발암물질이 장에서 활동하는 것을 차단하는 역할을 한다.

복숭아

복숭아의 기원은 3,000년 전 중국 시안 지방으로부터 시작된다. 중국의 외딴 지역에서는 아직도 야생으로 자라는 복숭아를 볼 수 있다. 복숭아는 의약적인 목적으로 사용되었다. 세계적으로 허브 의약에 관한 문서들을 보면 복숭아에 대한 기록도 많이 남아있다. 현대 본초학자들은 여러 질환 치료에 복숭아를 사용한다. 복숭아 잎은 변통약, 거담제, 진정제로 사용된다. 복숭아 씨는 영양적, 의약적 가치를 가지고 있는데 부인과 질환, 복통, 외상, 농양, 천포창, 변비, 불면증, 고혈압, 열병, 기침, 결핵 치료에 사용된다. 복숭아 씨에 들어있는 주요 성분은 아미그달린, 이멀신, 올레인산, 글리세린산, 리놀레인산이다. 복숭아 열매는 수렴제, 해열제, 구충제로 사용된다. 복숭아 줄기는 건강 회복 작용의 효과가 있으며, 수렴제, 진정제로 사용된다.

복숭아에는 아스코르빈산, 알파토코페롤, 알라닌이라는 여러 파이토케미칼이 함유되어있다. 이들 파이토케미칼은 여러 질병을 물리치는데 효과가 있는데 알라닌은 암 예방과 항산화 특성을 가지고 있다. 알파토코페롤은 항산화 특성을 갖고 있으며 암, 종양, 돌연변이를 억제하는 역할을 한다. 아스코르브산은 항세균 성질을 띠고 있으며 아테로마성 동맥경화증과 관절염에 효력을 나타낸다.

배

배는 그 기원을 영국에 두고 있는데 전 세계에 걸쳐 오랫동안 재배되어왔는데 단맛이 나고 즙이 많다. 배는 날것으로 또는 통조림으로 해서 먹을 수 있는데 잼이나 파이 또는 소스로 만들어 먹을 수 있다. 배를 발효시켜 술이나 식초로 사용하기도 한다. 배에는 필수비타민인 A, B_1, B_2, C와 나이아신, 미네랄이 다량으로 함유되어있다.

진주

진주는 여성들이 장식용으로 많이 사용하는 물질이다. 진주의 크기는 작게는 겨자씨만한 크기로부터 콩알만한 크기에 이르기까지 다양하다. 진주를 화장품이나 의약적 목적으로 사용하려면 먼저 진주를 유화—유화란 서로 섞이지 않는 두 액체 중에서 한 액체가 미세한 입자 형태로 다른 액체에 분산된 현상을 말함-시켜야 하는데 이 유화에는 특수한 공정과 정과 기술이 요구된다. 먼저 진주를 잘게 부순다. 그리고 불순물이 묻지 않은 깨끗한 특수 기계로 이것들을 빻아 가루로 만든다. 진주는 동양의 여인들이 자신들의 미를 표현하는데 필요한 가장 귀한 귀중품 가운데 하나이다. 고대에 있어서 진주를 먹는다는 것은 권력과 부를 가진 자만이 먹을 수 있는 보기 힘든 일이었다. 진주에는 담수진주와 해수진주가 있는데 담수진주는 차가운 특성을 갖고 있으며 맛이 달며 칼슘을 매우 많이 함유하고 있다.

동양에 있어서의 진주는 오랫동안 미의 표현과 더불어 의약적 목적으로도 사용되어졌는데 최근에 와서야 옛 사람들이 사용한 진주의 의약적 효과가 과학적 연구에 의해 밝혀지기 시작했다. '상하이 전통 한의대' 의 최근 연구 결과가 이를 잘 증명해주고 있다. 이들의 연구에 의하면 진주는 소염 치료, 시력 향상, 신경계 안정, 인체의 독소물질 제거, 피부 결 향상, 뼈 강화 등의 많은 효과를 나타낸다.

들깨

들깨는 가지가 많고 잎이 부드러운 1년생 식물로 인도, 버마, 일본, 한국, 중국이 원산지이다. 중국의 여러 기록물을 보면 들깨는 1,500년 이전부터 사용된 것으로 보인다. 다 자란 들깨의 높이는 4피트 가량 되며 잎은 둥글며 잎의 지름은 3인치 정도이다. 들깨의 꽃 색깔은 흰색이거나 엷은 라벤더 색을 띤다. 들깨의 전래 역사에 대해서는 잘 알 수 없으나 18 세기 경 유럽으로 전래가 되어 허브 농원에서 재배된 것으로 보인다. 그 후 19 세기 중엽 미국으로 전래되어 재배되기 시작했고 야생으로도 자라기 시작했다. 식물학자들은 들깨 잎 밑면에서 에센스 오일이 생성

세계 **최고의 의사 당신 몸 안에 있다**

되기 때문에 들깨를 꿀풀과로 분류한다.

들깨는 문화가 각기 다른 여러 나라에서 사용되고 있는데 특히 일본과 중국에 가장 많이 퍼져있다.   일본인들은 들깨를 샐러드로 사용하거나 생선의 맛을 돋는데 사용한다.   중국인들은 들깨를 차로 만들어 먹기도 한다.   연구에 의하면 들깨 잎에는 칼슘, 철, 칼륨, 리보플라빈, 나이아신, 인, 티아민, 단백질, 식이섬유 그리고 비타민 A, B가 다량으로 함유되어있다.   들깨 씨에는 칼슘, 나이아신, 철, 티아민, 단백질이 다량으로 함유되어 있다.   들깨에는 페릴랄하이드, d-리모닌, 아지닌, 큐민산, B-파이닌, 사이아닌, 디하이드로페릴라 알코올, 들깨 알코올이 함유되어있다.   연구에 의하면 들깨는 체온을 낮추어주는 부드러운 해열 효과를 가지고 있는데 특히 열병에 유용하게 쓰인다.   또한 세균인 황색포도구균을 생체 내에서 억제하는 능력을 가지고 있다.

본초학자들에 의하면 들깨는 약간 얼얼한 맛이 나면서도 향기가 있으며 몸을 덥게 해주는 특성을 가지고 있다.   들깨는 폐와 비장의 기능을 원활하게 해주며 열병, 오한, 두통, 코막힘, 소화불량, 메스꺼움, 구토, 식욕부진, 감기 등에 좋다.   중국의 과학자들은 들깨의 효능에 대해 연구하였는데 이들은 552명의 만성 기관지염 환자들에게 들깨를 포함한 여러 허브 식물로 치료를 하였다.   치료 결과 들깨로 치료를 받은 환자들에게서 가장 많은 치료 효과가 있었다.

일본의 나카이마 박사는 여러 암쥐에게 지방과 콜레스테롤 그리고 발암 물질인 다이메틸벤즈안쓰라신을 함께 투여하고 난 후 다른 오일들을 각각 암쥐들에게 투여하여 이들 생쥐의 상태를 연구하는 실험을 하였다. 이 실험에는 여러 개의 오일이 사용되어졌다.   야자 오일과 옥수수 오일을 사용했을 때 콜레스테롤 수치가 0.2% 증가하였으며 종양에 걸린 생

쥐들도 증가하였다. 반면 들깨 오일을 사용한 결과 다른 오일을 사용했
을 때보다 종양 발생률이 더 적었다.

이마오카 박사를 비롯한 여러 연구자들은 생쥐를 대상으로 들깨와 항
DNP 항체 반응과의 관련성에 대해 연구하였다. 먼저 생쥐에게 DNP-
난황알부민을 면역시켰다. 항체 반응을 일으키는 들깨의 효능을 알아보
기 위해 생쥐에게 들깨 추출물을 투여하고 그 다음날 항DNP을 면역시켰
다. 실험 결과 들깨 추출물로 인해 생쥐에게서 항DNP IgE의 생성이 현
저하게 억제되었다. 두 번째 실험에서도 생쥐에게 들깨 추출물을 투여
하고 그 다음날 항DNP을 면역시켰다. 이 두 번째 실험 결과에서도 항
DNP IgE 생성이 현저하게 억제되었다. 이러한 실험 결과들을 놓고 볼
때, 들깨는 IgE 생성에 대해 면역억제 효과를 나타낸다는 사실을 알 수
있으며 또한 들깨는 각종 앨러지의 원인이 되는 IgE 항체를 억제하기 때
문에 앨러지 질환 치료에도 도움이 된다는 것을 보여준다.

들깨 오일의 주 구성물은 알파 리놀레인산이다. 사카이 박사는 알파
리놀레인산과 리놀레인산이 콜레스테롤 수치에 각각 어떤 영향을 미치
는가에 대해 연구를 하였다. 사카이 박사는 이 두 오일을 생쥐에게 11개
월 동안이나 먹였는데 그 결과 혈장의 전체 콜레스테롤 농도는 리놀레인
산을 먹은 생쥐들보다 알파 리놀레인산(들깨 오일)을 많이 먹은 생쥐들
에게서 현격하게 낮았다.

들깨에는 또한 중요한 항종양 성분이 함유되어있다. 1991년 생쥐의
결장을 대상으로 들깨 오일이 발암 억제 효능이 있는가에 대한 실험이
있었다. 생쥐들을 네 그룹으로 나누어 이들에게 2주 동안 1주일에 3번씩
암 유발 화학물질인 나이트로사민을 투여하였다. 그리고 두 그룹의 생
쥐들에게는 들깨 오일을 첨가해 주었고 나머지 두 그룹의 생쥐들에게는

어떤 들깨 오일도 먹이지 않았다. 실험 결과, 들깨 오일을 먹은 생쥐들은 그렇지 않은 생쥐들보다 혈장암의 발생률이 현저히 낮았다. 이 연구에서 연구자들은 들깨 오일이 생쥐의 유방 종양의 발생률을 낮추어준다는 사실도 알아냈다.

자두

자두의 원산지는 중국, 미국, 유럽 등 여러 곳인데 그 중 유럽의 자두가 가장 잘 알려져 있다. 유럽에서의 자두의 역사는 2,000년이 넘는다. 매사츄세츠주 보스턴의 터프트 대학의 과학자들에 의하면, 자두에는 시장에서 거래되는 그 어떤 과일보다도 더 많은 항산화 성분이 함유되어있다. 자두를 건조시켜 말려 농축된 영양소를 먹을 수도 있다. 보통 자두를 말려 퓌레로 만들어 먹는다. 자두에는 칼륨, 탄수화물, 단백질, 비타민 A, 칼슘 등이 함유되어있다. 1/3컵 정도의 말린 자두로 만든 퓌레에는 칼륨이 852mg, 식이섬유가 3.3g, 비타민 A가 2,000IU 함유되어있으며 지방의 함유는 1g 이하이다.

쥐똥나무

이 나무 열매에는 다양한 영양소가 함유되어 있어서 중국에서는 수천 년 동안 이 열매를 사용하여 왔다. 오늘날 쥐똥나무는 주로 남부유럽, 북아프리카, 서아시아에서 많이 재배된다. 쥐똥나무의 잎은 크고 표면이 반들반들하고 꽃은 크림색이며 열매는 검은 색을 띤다. 미국의 식민지 시대 때 미국으로 전래가 되어 산울타리로 사용되어졌다.

그러나 쥐똥나무는 이외에 다른 용도로도 사용되어졌다. 미국의 식민지 시대 때의 의사들은 쥐똥나무의 열매를 변통약으로, 그 꽃은 두통약으로 사용했다. 두통을 앓고 있던 많은 사람들은 머리의 통증을 완화하기 위해 이마에 쥐똥나무 꽃을 올려놓기도 하였다. 또한 쥐똥나무의 잎과 열매를 말려 으깨어서 치약 형식으로 하여 수렴제로 사용하기도 하였다. 쥐똥나무는 또한 신장 질환과 월경분순에 사용되기도 하였다. 현대의 많은 본초학자들은 허리와 무릎의 통증, 허약체질, 심계항진, 불면증에 쥐똥나무를 권장한다. 쥐똥나무는 또한 시력과 청각을 향상시키는 효능을 가지고 있다. 다 여문 쥐똥나무 열매는 조기 노화, 피부 건조, 탈모증 치료에 사용되기도 한다. 쥐똥나무는 또한 식욕과 소화기능을 증진시킨다. 쥐똥나무에는 올레아놀산, 팔미틴산, 리놀레인산, 우르솔린산, 만니톨, 포도당이 함유되어있다.

무

무는 날것으로 먹거나 조리해서 먹을 수 있는 식물로 세계 여러 나라에서 재배되고 있다. 야생으로 잡초처럼 자라는 무도 있지만, 좋은 품질의 무를 얻기 위해서는 정성껏 재배하여 이른 봄에 거둬들여야 한다. 무에는 길고 두꺼운 일본 무를 비롯하여 붉고 오동통한 북미산 무 등 다양한 품종이 있다. 무에는 건강에 필요한 영양소가 함유되어있다. 무 뿌리에는 비타민 B, C, 루틴, 미네랄 그리고 적절한 공정과정을 거치면 에센스 오일이 될 수 있는 글로코사이드가 함유되어있다. 무에 딸린 잎과 꽃, 씨 등도 모두 식용으로 사용할 수 있다.

무는 세포 돌연변이나 암을 억제하는 식물이다. F. A. 바드리아 박사는 단기간의 숙주 매개성 검정 방법을 이용하여 조제약과 62종류의 이집트 음식이 돌연변이와 암 발생 억제에 어떤 효능을 보이는가를 실험 하였다. 연구 결과 무를 원료로 한 조제약은 직접적인 항돌연변이 효력검정을 통해 발생하는 돌연변이유발성을 29% 감소시켰으며 숙주매개성검

정으로 유발되는 돌연변이유발성을 89%나 감소시켰는데 이는 곧 무가 돌연변이와 암을 억제한다는 것을 의미한다. 태국 방콕에 있는 국립 암 연구소에서 연구하고 있는 로야나포와 텝슈완 두 사람의 연구에서도 이 와 똑같은 연구 결과가 나왔다.

단삼

단삼은 중국 북부와 내몽고에서 경작되고 있으며 주로 추운 계절에 거 둬들인다. 단삼은 위와 순환기관의 기능을 강화시키며 혈소판이 모이는 것을 막아주어 동맥이 막히는 것을 예방하여준다. 단삼은 또한 특정 위 산의 분비를 억제시켜 궤양을 치료하여 준다.

노근(갈대 뿌리)

노근은 중국 전역에서 자라는데 고열을 가라앉히는데 오랫동안 사용 되어왔다. 이 식물은 고열을 비롯하여 구토, 트림, 열성 질환 치료에 효 과가 있다. 노근은 또한 거담제와 이뇨제로도 사용된다. 노근은 항생작 용을 하며 폐농양 치료에도 효과가 있는 것으로 나타났다.

로얄제리와 벌꿀 화분

양봉은 동북아 시골 지역에서 하나의 부업으로 이어 내려온 직업이다. 봉군의 수와 꿀 생산량은 1949년 이래로 10배나 증가하였으며 로얄제리 는 매년 100톤 이상씩 생산되고 있다.

꿀벌(일벌)은 알을 낳는 여왕벌을 위해 영양이 풍부한 로얄젤리를 생산한다. 세계 여러 곳에서 실시되고 있는 연구에 의하면 로얄제리는 인체의 건강과 영양보충에 매우 큰 유익을 가져다주는 것으로 나타났다. 일본 토쿄의 다마카와 대학의 연구에 의하면 로얄제리에 함유되어있는 수용성 단백질은 최소한 5가지의 단백질로 구성되어있다. 일본 가나가와 지방에서 실시된 연구에 의하면 로얄리신이라는 이름을 가진 항세균 단백질에는 전하를 띤 아미노산이 풍부하다. 태국 치앙마이 대학에서 실시된 연구 결과에서도 로얄제리에 들어있는 지질은 항세균 역할을 한다는 사실이 밝혀졌다.

로얄제리는 인체 건강에 많은 유익을 가져다주는데 면역학적으로 볼 때도 매우 매력이 있는 영양소다. 일본의 한 연구소가 이식 가능한 마우스백혈병 종양을 이용하여 로얄제리의 항종양 효능에 대한 실험을 하였다. 로얄제리를 투여한 결과 육종에서의 종양의 성장이 정확하게 59.7%나 억제되었다. 또한 당뇨병을 앓고 있는 생쥐들에게 로얄제리를 투여한 결과 이들 생쥐들은 그렇지 않았을 때보다 더 빠른 회복세를 보여주었다.

벌꿀 화분은 양봉에서 얻을 수 있는 또 다른 선물이다. 벌꿀 화분은 인체에 영양을 충분히 공급하여 인체를 건강하게 한다. 벌꿀에 대한 영양적 가치는 과학적 자료에 의해 뒷받침되고 있다. 벌꿀 화분에는 인체 건강에 필요한 모든 영양분이 함유되어있어서 완전한 식품이라고 일컬어지기까지 한다. 스페인 과학자들이 벌꿀 화분을 생산하는 31개 지역에서 벌꿀 화분을 샘플로 각각 모아서 이들 벌꿀 화분의 성분을 연구 분석하였다. 연구 결과 벌꿀 화분에는 유리아미노산, 특히 이 물질 중 프롤린과 글루탐산이 다량으로 함유되어 있었다. 단백질은 대략 12.9%~18.17% 함유되어있었다. 13개의 지방산도 함유되어있는데 이 가운데 팔미틴산, 올레인산, 리놀레인산이 특히 많았다. 무기염 성분인 칼륨, 나트륨, 마그네슘, 철, 칼슘, 아연, 구리, 인은 모두 합쳐 평균

세계 **최고의** 의사 당신 몸 안에 있다

1.85% 함유되어 있었다. 그리고 비타민 B군과 비타민 A, C, D, E 그리고 레시틴이 다량으로 함유되어 있었다.

폴란드 크라코우 지역의 과학자들이 생쥐에게 백혈병세포 부유액을 투여하는 실험을 하였다. 먼저 생쥐들을 세 그룹으로 즉, 태어날 때부터 10%의 벌꿀 화분이 들어있는 마초를 계속 먹고 자란 어미 생쥐에게서 태어난 생쥐들, 벌꿀 화분이 80%가 들어있는 마초를 계속 먹고 자란 생쥐들, 일반적인 먹이를 먹고 자란 대조 생쥐들 나누었다. 이 실험에서 이들 생쥐들의 하루하루의 체중과 백혈구 수의 증가 그리고 생존 기간이 측정되었다. 벌꿀 화분과 관련이 있는 생쥐들은 대조 생쥐들에 비해 생존기간이 더 길었으며 백혈구 수도 더 적었다. 벌꿀 화분과 관련이 있는 생쥐들에게서 나타나는 백혈구 수치의 감소는 백혈병 증상에 있어서의 어느 정도의 회복을 의미한다. 80%의 벌꿀 화분이 들어있는 마초를 먹은 생쥐들은 모든 면에서 가장 나은 반응을 보여주었다. 우리는 이 실험에서 로얄제리와 벌꿀 화분은 우리의 건강에 많은 도움을 준다는 것을 쉽게 알 수 있다.

호밀

호밀의 재배는 수천 년 이전부터 시작되었는데 성장에 있어서 토양과 기후를 별로 가리지 않는 식물이다. 유럽 북부와 중부에 위치한 나라들은 갈아 만든 호밀 밀가루로 검정 빵-보통 호밀로 만든 빵을 흑빵이라고 함-을 만들어 먹기도 한다. 호밀과 밀을 섞어 빵을 만들기도 한다. 호밀을 발아, 발효, 증류시켜 위스키를 만들기도 한다.

호밀은 혈전 용해에 효과가 있으며 단백질과 식이섬유가 풍부하다. 호밀 왕겨는 종양의 성장을 지연시켜주는 역할을 한다. 장 박사 연구팀

은 호밀 왕겨나 콩가루를 먹은 생쥐들과 식이섬유가 함유되지 않은 먹이
를 먹은 생쥐들 사이의 종양의 성장을 비교 연구하였다. 실험 결과 호밀
왕겨나 콩가루를 먹은 생쥐들은 그렇지 않은 생쥐들보다 종양의 진행과
정 속도가 더 늦게 나타났다.

잇꽃

잇꽃의 영어명은 safflower인데 이 꽃이 사프란 색-샛노랑 색-을 띠
고 있어서 붙여진 이름이다. 잇꽃의 원산지는 이란, 인도 북서부 지방
아니면 아프리카로 추정되는데 현재 여러 나라에 분포되어있다. 잇꽃
씨에서 추출한 오일은 월경분순, 홍역, 성홍열 치료에 도움이 된다. 한
의학자들에 의하면 잇꽃은 콜레스테롤 수치를 낮추어주기 때문에 관상
동맥 심질환에 걸릴 위험성을 감소시켜준다. 잇꽃에는 면역기능을 강화
시켜주는 다당류가 함유되어있다. 잇꽃이 월경분순에 효과를 준다는 사
실은 현대의 과학적 연구에 의해서 밝혀졌다.

표고버섯

표고버섯(학명은 Lentinus edodes)은 동양 음식에서 오랫동안 진미로
서의 주요한 역할을 담당해왔다. 표고버섯 재배에는 많은 주의가 필요
하지만 이 버섯은 식용 이상의 가치를 지니고 있다. 표고버섯은 훌륭한
동양의 요리로 통할 뿐만 아니라 인체의 건강에 도움을 주는 많은 영양
소를 함유하고 있다.

연구에 의하면 표고버섯에는 항종양 성분이 들어있다. 비록 표고버섯
에 들어있는 물질인 렌티난은 종양을 직접적으로 억제하지는 않지만 대
식세포를 자극시켜 대식세포로 하여금 종양 세포를 죽인다. 표고버섯에

함유된 성분은 도움 T 세포를 활성화시키고 도움 T 세포는 대식세포를 활성화시킨다. HIV를 공동으로 발견한 로버트 갈로 박사와 파스퇴르 연구소의 두 프랑스 학자는 1984년 10월 20일자로 'Lancet'이라는 의학 잡지에 기고한 글에서, 렌티난은 에이즈 환자나 AIDS 잠복기 환자들에게 효과가 있음이 증명되었다고 밝히고 있다. 렌티난은 항종양, 항바이러스 기능을 가지고 있으며 자연살세포의 기능을 향상시키며 인터페론을 생산하며 탐식작용 기능을 향상시킨다.

콩

대두라고도 하는 이 콩은 동양에서는 오랫동안 단백질을 공급해주는 유일한 식품이기도 했다. 동양 사람들은 콩으로 수많은 식품을 만들어 냈다. 보통 사람들이 생각하는 것과는 달리, 동양인들이 주로 먹는 콩과 서양인들의 주식 중의 하나인 육류를 비교해보면 단백질 함량은 서로 비슷하거나 오히려 콩에 단백질이 더 많이 함유되어있다.

채식을 주로 하는 동양인들에게 있어서 콩은 단백질 섭취에 있어서 가장 중요한 식품이다. 미국인들의 단백질 섭취에 있어서 동물성 단백질과 식물성 단백질의 섭취 비율은 정확하게 55% : 45%인데 반해 중국인들의 섭취 비율은 5% : 95% 정도이다. 미국 농무부의 A. K. 스미스 박사는 두 나라 사이의 이 비율의 차이에 대해 이렇게 말한다. "오랫동안 채식을 주로해온 중국인들의 건강 상태는 세계 여러 나라 사람들에게 훌륭한 건강상의 실례를 보여주고 있다. 사실 채식 위주의 동양인들에게 나타나는 균형 있는 영양 상태는 서구인들과 비교하면 월등하며 이는 영양에 관한 연구 자료로 충분한 가치를 가지고 있다." 콩을 포함한 전형적인 동양 음식은 육류를 위주로 한 서양 음식보다 여러 면에서 건강상 더 우위에 있다. 사실 중국인들에게 있어서 심장 질환과 당뇨병을 앓고 있는 사람들은 거의 없다고 한다.

　콩에는 질 좋은 단백질이 풍부하게 함유되어있다.　콩에 들어있는 단백질 함유량은 육류의 2배, 계란과 밀 그리고 기타 곡물의 4배, 빵의 5~6배, 호두와 개암나무 열매 그리고 기타 견과류의 2배, 우유의 12배나 된다.　콩에는 앞에 예시한 식품보다 단백질의 양도 많지만 단백질의 질도 또한 더 뛰어나다.

　단백질의 질은 구성단위가 되는 아미노산의 다양성과 양에 의해 좌우된다.　인체의 성장과 회복에 필요한 아미노산이 충분한 단백질이 최상의 단백질이다.　보통 사람들은 육류에서 얻은 단백질이 최상의 단백질이고 채식에서 얻은 단백질은 그렇지 않다고 생각하기도 한다.　그러나 채식의 일부인 콩에는 인체에 필요한 단백질이 100% 함유되어 있다.　단백질의 원천으로서의 콩과 육류 사이에는 주요한 차이점이 있다.　콩은 쇠고기에 비해 열량이 절반 밖에 안 되며(열량 230 : 열량 470) 쇠고기에는 콜레스테롤과 포화 지방이 함유되어있는 것에 비해 콩에는 이런 것들이 거의 없다.　그러므로 콩에서는 질 좋은 단백질을 얻을 수 있는 반면에 육류에서 단백질을 섭취하기 위해서는 인체에 해로운 포화 지방과 콜레스테롤도 부득이 섭취해야 한다.　콩은 혈중 콜레스테롤 수치와 심장병에 걸릴 위험성을 낮추어주는 역할을 한다.

　콩에는 질 좋은 단백질뿐만 아니라 인체에 중요한 비타민 A, C, B_1, B_2, B_{12}도 함유되어있다.　최근의 연구에 의하면 콩에는 질 좋은 비타민 A가 다량으로 함유되어있다.　볼프강 틸링 박사의 연구에 의하면, 콩에는 비타민 B_{12}가 함유되어 있는데 지금까지의 학계에서는 비타민 B_{12}는 동물성 단백질에만 있는 것으로 여겨왔다.　앞에 언급한 콩에 함유되어 있는 여러 비타민들은 건강상 필요한 모든 종류의 비타민을 다 갖춘 것이라고는 볼 수 없다. 그러나 콩은 인체가 적절한 기능을 수행하는데 필요한 수많은 비타민을 제공한다.

콩은 포화지방이나 콜레스테롤 같은 것은 없고 건강에 필요한 단백질과 필수 비타민을 다량으로 인체에 제공하기 때문에, 심장병(미국에서의 사망 요인 1위) 예방에 도움을 준다. 콩 단백질 안에는 이소플라본 계통인 제니스티인이 함유되어있는데 이 제니스티인은 죽상경화증 플라크 형성의 원인이 되는 혈소판의 활동 및 축적을 방해한다. 제니스티인은 또한 민무늬근세포가 플라크 안에서 생성되는 것을 줄여준다. 제니스티인은 혈관 안에서 혈액을 응고시키는 효소인 트롬빈의 활동을 억제한다. 콩에는 레시틴이 함유되어있는데 레시틴은 인체에 무지방단백질을 다량으로 공급하며 또한 여러 질병 치유에 도움을 준다.

C. R. 시르토리 박사는 여러 환자들을 대상으로 콩으로 실험을 하였다. 먼저 콩으로 식사를 한 환자들에게 500mg의 콜레스테롤을 투여해 보았다. 놀랍게도 콩은 콜레스테롤의 기능을 방해하였고 이 환자들은 혈중 저콜레스테롤 수치를 유지하였다. 더구나 3년 동안 콩을 위주로 식사를 한 한 여성의 콜레스테롤 수치는 1 데시리터 당 이전의 332mg에서 206mg으로 떨어졌으며 그 여성의 트리글리세라이드 수치도 1 데시리터 당 이전의 68%에서 59%로 떨어졌다. 또한 그녀의 심전도를 측정한 결과 심장에서의 혈류도 향상되었다. 이 연구 결과는 고지방, 고콜레스테롤 음식을 먹는 사람들에게서 나타나는 고콜레스테롤혈증을 콩에 함유되어있는 레시틴이 바로잡아줄 수 있음을 보여주고 있다. 콩의 레시틴은 관상질환과 동맥경화증에 좋은 결과를 가져다준다.

콩에 들어있는 이소플라본 성분 특히 제니스티인은 인체에서 약한 에스트로겐 역할을 하여 폐경 증후군을 줄여준다. 한 연구 실험에서 폐경 여성에게 콩 단백질 60g을 12주 동안 매일 먹였더니 이 여성에게 나타나는 열성 홍조가 현격하게 줄어들었다. 그리고 12주째에 이르러 이 여성이 이전에 겪었던 열성 홍조는 무려 55%나 감소하였다. 세계 여러 나라에서 실시된 실험도 이와 같은 콩 단백질의 효과를 뒷받침해주고 있다.

과학자들은 콩과 식물을 먹는 사람은 그렇지 않은 사람보다 암 발생률이 더 낮으며 콩류에는 암세포의 활동을 억제하는 여러 성분들이 함유되어 있다는 것을 발견했다. 영국과 이집트 과학자들을 주축으로 한 한 연구팀은 콩류 가운데 대두로 불리는 콩이 가장 큰 항암 효과를 나타내며 이 콩은 또한 가장 무서운 발암 성분 가운데 하나인 나이트로사민의 형성을 막아준다는 것을 알아냈다. 콩은 종양을 억제하는데 있어서 비타민 C보다 더 많은 작용을 한다.

최근 생쥐를 세 그룹으로 나누어 첫 번째 그룹에는 콩 음식을, 두 번째 그룹에는 비타민 C를 위주로 한 음식을, 세 번째 그룹에는 일반 음식을 먹였다. 그런 다음 이들 모든 생쥐에게 발암물질인 나이트로사민으로 구성된 화학물질을 투여하였다. 참고로 나이트로사민은 특히 간에 암을 유발시키는 물질이다. 실험 결과 콩을 먹은 생쥐들의 간에서는 그 어떤 이상 징후가 보이지 않았다. 그러나 비타민 C를 먹은 생쥐들의 간에는 약간의 손상이 있었으며 콩이나 비타민 C를 먹지 않은 생쥐들의 간에게서는 종양 발생을 비롯한 광범위한 손상이 있었다.

콩에는 육류나 낙농 제품에 들어있는 포화지방이나 콜레스테롤이 없으며 다량의 단백질과 필수 비타민이 함유되어 있다. 콩은 건강과 장수를 위한 하나의 답이 된다.

세계 최고의 의사 당신 몸 안에 있다

시금치

시금치에는 엽산과 베타 캐로틴이 다량으로 함유되어있다. 시금치는 샐러드에 사용되기도 하며 토마토 음식에도 잘 어울리며 미식가들의 부엌에는 항상 갖추어져 있는 야채이다. 시금치의 영양적 가치는 크다. 시금치에는 건강에 유익한 철, 엽록소, 점액질, 사포닌, 플라보노이드, 비타민 등이 함유되어있다.

연구에 의하면 시금치에는 최적의 양을 갖춘 베타 캐로틴이 함유되어 있다. 퓌레를 한 시금치에는 필수 항산화 성분이 다량으로 함유되어있다. 하루에 필요한 철을 섭취하기에는 시금치 잎이 가장 적절한 식품 가운데 하나이다. 시금치를 어떻게 요리해 먹든, 시금치는 음식의 한 요소로서 큰 가치를 가지고 있다.

과학자들은 산소 유리기 흡수능 측정법을 이용하여 시금치를 연구한 결과, 시금치에는 특히 항산화 성분이 다량으로 포함되어있다는 것을 발견했다. 과학자들은 시금치의 이 항산화 효능은 시금치에 플라보노이드와 기타 페놀 화합물이 함유되어있기에 가능하다고 보고 있다. 또한 이들의 연구에 의하면 시금치는 연령이 높은 여성들에게 있어서 혈청의 항산화 능력을 높여준다. 이는 인체의 항산화 성분의 직접적인 흡수 그리고 인체에서의 항산화 성분의 생산 증가와 상호 관련이 있는데 이와 비슷한 효과는 연령을 초월한 모든 사람에게서도 나타난다.

딸기

딸기는 맛이 있어서 디저트나 스낵에 사용되기도 하는데 비타민 A, B, C, E, K가 다량으로 함유되어있다. 딸기에 함유되어있는 당분은 거의 과당으로 구성되어있어서 당뇨병 환자들이 쉽게 흡수·소화할 수 있는 과일이다.

딸기는 인체의 건강에 여러 가지 유익을 가져다준다. 딸기는 강장제, 이뇨제, 해열제 역할을 하며 또한 딸기에는 수렴성과 피부 재생 효과가 있기 때문에 피부 미용에도 이용된다. 딸기나무의 잎과 뿌리는 수렴제 성분을 갖고 있으며 류마티스를 완화하여 준다. 전통적으로 딸기는 열, 염증, 햇볕화상의 완화에 사용되어왔다. 최근의 연구에 의하면 딸기에는 항산화 성분이 함유되어있다. 딸기에는 또한 심장병 위험을 낮추어주는 엘라지산과 항염·항암 기능을 갖고 있는 페룰산이 함유되어있다.

귤껍질

원산지는 중국으로 3,000년 이전부터 재배되기 시작했다. 귤껍질에서 추출한 에센스 오일은 향기치료나 동종요법에 사용되어진다. 현대 한의학자들은 아직까지도 귤껍질을 사용하여 실내의 공기 습기를 조절하는데 이는 가래 기침, 메스꺼움, 피로 제거에 도움이 된다.

귤껍질은 과학적 연구에 의해 그 가치가 더 높아졌다. '한국생명공학연구소'에서 연구하는 과학자들의 연구에 의하면 귤껍질은 콜레스테롤 수치를 낮추어준다. 귤껍질을 먹은 생쥐는 그렇지 않은 생쥐보다 혈장과 간에서의 콜레스테롤 수치와 간에서의 트리글리세라이드 수치가 각각 낮았다. 이 결과는 적당한 체중과 건강한 심장을 유지하고자 하는 사람들에게 있어서는 희소식임에는 틀림없다.

귤껍질에서 추출한 귤 오일은 항암 효과를 가지고 있다. 귤오일을 생쥐에게 투여해 실험한 결과 생쥐의 세포 조직에서 글루타치온 S-전이효

세계 최고의 의사 당신 몸 안에 있다

소의 활동이 증가하였다. 또 다른 실험으로 한쪽 그룹의 생쥐들에게는 발암성 물질만 투여했고 다른 그룹의 생쥐들에게는 발암성 물질 투여 이전과 중간에 귤오일과 기타 감귤류 열매에서 추출한 오일을 먹였다. 실험 결과 귤 오일이나 감귤류 오일을 먹은 생쥐들은 그렇지 않은 생쥐들보다 위와 폐에 있어서의 종양의 형성이 더 적었다. 심지어 귤오일은 유해물질에 노출된 생쥐에게 있어서의 유방 종양 형성을 억제하는 역할을 한다. 홍콩 침례 대학의 생물학부에서 실시된 실험에 의하면, 귤오일은 백혈병 치료에도 큰 효과를 나타낸다.

토마토

토마토는 상식적으로는 야채에 속하지만 여러 영양성분이 함유되어있는 과일로 보아도 무방하다. 토마토는 종류가 많고 다양하지만 영양적 가치가 크다는 한 가지 공통점을 가지고 있다. 토마토에는 비타민 A, C가 함유되어있는데 이 비타민들은 유해한 환경 요인에 맞서 인체를 강화시키는 역할을 한다. 게다가 토마토에는 비타민 K, B군(나이아신이 다량으로 함유되어있다.

토마토 나무의 잎은 곤충을 쫓아내며 벌레 물림으로 인한 통증을 완화시켜 준다. 토마토에 있어서 가장 중요한 성분 중의 하나는 라이코핀이라는 파이토케미칼이다. 라이코핀은 항암 역할을 한다. 최근 토마토가 어느 정도의 항산화 효과를 나타내는가에 대한 연구자 있었는데 이 연구 결과는 대단히 고무적이었다. 토마토 퓌레를 21일 동안 먹은 환자들에게 있어서 혈장 라이코핀 농도와 산화적 스트레스 저항력은 상당히 증가히였다. 한쪽 그룹 사람들에게는 토마토를 먹인 후 과산화수소에 노출시키고 다른 한쪽 그룹에게는 토마토를 먹이지 않은 채 과산화수소에 노출시키는 비교실험을 하였는데 실험 결과, 토마토를 먹은 사람들의

DNA 손상은 그렇지 않은 사람들보다 30~40%나 적었다. 과학계는 토마토의 항암 작용에 대해 적잖은 놀라움을 나타내고 있다.

바닐라

학명으로는 Vanilla planifolia라는 이름을 가진 바닐라는 난초과의 덩굴식물로서 열대 지방에서 자란다. 바닐라는 나무나 기둥을 타고 약 5m 높이까지 자란다. 바닐라 나무는 꽃이 필 때부터 열매를 맺기 시작한다. 바닐라 열매는 얇은 꽃잎에 7개월 동안 둘러싸인 채 좁은 방울 모양으로 자라기 시작하여 다 자라면 길고 좁은 꼬투리 모양이 된다. 바닐라 특유의 향기와 맛을 얻으려면 공정 과정에 어느 정도의 유의를 요한다. 바닐라에 함유되어있으며 하이드록시시나민산 계통의 하나인 바닐린은 인체의 건강에 있어서 중요한 역할을 한다. 일본의 국립 유전학 연구소의 연구에 의하면 바닐린은 UV, 4NQO, AF-2같은 발암물질에 대해 강력한 항돌연변이 역할을 한다. 바닐린은 또한 이미 돌연변이원에 노출된 세포를 자극하여 세포의 기능을 회복시켜 돌연변이원으로 인한 기형적 염색체의 수를 줄여준다. 바닐린은 또한 항산화제 성분이기도 하다.

밀

밀은 그 기원을 서부 아시아에 두고 있는데 현재 세계 여러 사람들이 주식으로 삼고 있다. 세계의 많은 사람들은 주식으로서 전통적인 곡물인 귀리 보리, 호밀을 밀로 대체하고 있다. 밀 특히 밀 왕겨에는 식이 섬유가 풍부하게 함유되어 있다. 밀눈에는 비타민 A, K, E, B군, 나이아신 그리고 여러 종류의 미네랄과 효소가 함유되어있다.

밀에는 인체 건강에 필요한 강력한 성분이 함유되어있다. 밀 왕겨가

세계 최고의 의사 당신 몸 안에 있다

결장암을 예방한다는 사실은 이미 알려진 사실이다. 미국에서는 해마다 130,000명이 병원에서 결장직장암 선고를 받고 대략 55,000명이 이 병으로 목숨을 잃는다. 1999년 4월 23일, 미국의 보건 당국은 100편이 넘는 지난 25년간의 과학적 연구 결과를 종합 평가하고 여러 과학자들과 의견 일치를 본 후 건강에 도움이 되는 식품 목록을 발표하였는데 이 목록은 식이섬유를 다량으로 함유한 밀 왕겨를 결장암 예방에 있어서의 최고의 식품으로 꼽았다.

뉴질랜드의 오클랜드 암 연구협회 연구에 의하면, 밀 왕겨의 항암 효과는 밀 왕겨에 함유된 식이섬유 때문만은 아니다. 이 연구에 의하면, 피틴산, 페놀산, 리그난, 플라보노이드 등 밀 왕겨에 함유되어있는 여러 영양소와 파이토케미칼도 어느 정도 항암 역할을 한다. 밀 왕겨에 함유되어있는 파이토케미칼이 항암 역할을 어느 정도 하는지 구체적으로 알기위해는 계속적인 연구가 필요하다.

벌꿀

벌꿀은 식용 사용을 위해 정제 과정을 필요로 하지 않는 유일한 천연 감미료이다. 벌꿀에는 과당이 많이 함유되어있어 여느 설탕과는 달리 위에서 소화·흡수가 잘된다. 그래서 벌꿀은 설탕이나 기타 감미료와 비교하면 혈당과 인슐린 수치에 영향을 끼치지 않는다. 벌꿀에는 비타민과 미네랄을 비롯한 많은 영양소가 함유되어있다. 벌꿀은 색이 검을수록 미네랄 성분을 많이 함유하고 있다. 벌꿀은 영양적 가치는 차치하고서라도 인체를 치유하는 효과를 가지고 있다.

1999년 3월 예멘 사나 지방의 '개인종합병원'에서 근무하는 의사들은 정제하지 않은 꿀이 수술 받은 상처에 어떤 효과를 나타내는지에 대해

부록 : 식용 식물 개요

연구 실험했다. 제왕절개나 자궁절제술을 받아 수술창상 감염에 걸린 50명의 환자들을 두 그룹으로 나누었다. 즉, 한 그룹은 12시간마다 벌꿀로 치료를 받았고 다른 한 그룹은 국소 살균 소독 치료를 받았다. 물론 양 그룹은 모두 필수적인 항생제는 투여 받았다. 벌꿀로 치료 받은 그룹은 평균 6일이 지난 후 세균 감염이 완전히 제거된 반면에 살균 소독 치료를 받은 그룹은 세균 감염을 완전 제거하는데 평균 15일이나 걸렸다. 벌꿀 치료는 살균 소독 치료보다 완전 회복에 있어서 기간은 절반도 안 되었고 아문 상처 부위 자국도 절반 크기였다. 벌꿀의 효과는 여기에만 국한되지 않는다. 벌꿀이 상처 치유에 효과가 있음은 이미 세계 곳곳에서 행해진 여러 연구에서도 밝혀진 사실이다.

벌꿀은 또한 구강 연쇄구균과 점액성 연쇄구균(충치균의 일종)에도 효과적인 항세균 역할을 한다. 시리아 다마스커스 지방의 테쉬린 병원의 의사들은 벌꿀이 풍진 바이러스에 대해서도 효과적인 항바이러스 역할을 한다는 것을 밝혀냈다. 벌꿀이 가져다주는 이 모든 효과들은 더욱 벌꿀의 가치를 높여준다. 벌꿀은 이와 같이 치유 효과를 가져다주는 동시에 여러 영양소를 함유하고 있기 때문에 벌꿀의 가치는 높다.

세계 최고의 의사 당신 몸 안에 있다

　　나는 고등학교 3학년 1학기까지 의사가 되려 했었다. 여러 가지 이유
가 있었지만 그 중에서도 피를 보기가 싫어서 의사가 되고자 했던 꿈을
접었었다. 결국 문리대의 미생물학과로 진학하면서 면역학에 대한 흥미
를 가지게 되었지만, 그것이 결과적으로는 피를 공부하게 되는 과정이라
는 사실을 정말로 몰랐다. 피를 공부하게 된 것이 운명이라도 되는 듯,
피가 생명의 근원이라는 사실을 하나하나 피부로 느끼며, 생명의 존엄성
과 나아가 생명에 대한 경외심까지 온 몸으로 느끼고 있다.

　　계란이 부화되는 과정을 본 사람들은 제일 먼저 발달하는 것이 순환계
이고, 그 가운데에서 심장이 힘차게 뛰고 있는 것을 알고 있을 것이다.
살아 움직이는 삼라만상들이 힘차게 박동하는 심장에서 뿜어내는 피를
통하여 살아있다는 사실을 느끼게 된다. 핏속에 흐르는 것이 비단 붉은
액체만은 아닐 것이다. 그 속에 사랑이 흐르고 꿈이 흐르고 정이 흐른다.
손끝과 손끝을 통하여 이루 말로 표현하지 못하는 수많은 언어가 흐른다.

첸 박사의 영양면역학이라는 책이 처음에는 그리 가슴에 와 닿지는 않았다. 이상엽선생의 초벌 번역이 훌륭했던 덕분에 감수라는 별로 힘들지 않은 일로 인연을 맺었지만, 면역학이라고 하는 생소한 분야의 이야기들이 단지 어휘로만 소화될 수 있는 것은 아니기에, 몇 가지 주석을 달다보니 번역을 한 것인지, 해설을 한 것인지 좀 애매한 감수가 되고 말았다. 남의 공을 채뜨린 미안한 마음을 금할 길 없다. 이 자리를 빌어 이상엽선생의 힘들었던 노력에 대하여 경의를 표하고자 한다.

오랜 시간을 소비하고도 처음 면역학을 공부할 때 겪었던 혼돈이 독자들에게도 똑같은 혼돈을 가져올 것을 걱정하였기에 주제넘은 주석을 달게 되었으나, 오히려 원본의 뜻을 훼손하지나 않았을까 걱정이 된다. 우리가 매일 섭취하는 음식을 통하여 몸에 도움이 되고 해가 되는 것을 구분하여 건강한 면역체계를 갖추는 것만으로 항상 건강을 유지할 수 있다는 사실은 다 아는 것 같지만, 잘 알지 못하고 있으며, 또 매일 실행한다는 것이 그렇게 쉬운 일만은 아닐 것이다. 곁에 두고 항상 도움이 되는 친구 같은 책이 되었으면 한다.

번역된 책을 내는데 도움이 되어주신 서웅찬 사장님, 그리고 아트앤디자인의 류명하 사장님과 윤숙경, 장미림 디자이너께도 깊이 감사를 드린다. 처음으로 인연을 맺어준 강사욱 교수께도 감사의 마음을 전하고자 한다. 항상 작은 일도 여러 사람들의 노력이 없이 이루어질 수 없다는 작은 진리를 다시 한 번 더 깨닫는 기회가 되었음을 감사하게 생각한다.

세계 최고의 의사 당신 몸 안에 있다